# ICD-11 Persönlichkeitsstörungen

AF900425

# ICD-11 Persönlichkeitsstörungen

Bo Bach, Sebastian Simonsen

Programmbereich Psychiatrie und Psychotherapie

Bo Bach
Sebastian Simonsen

# ICD-11 Persönlichkeitsstörungen

## Ein klinischer Leitfaden

Deutsche Ausgabe herausgegeben
und bearbeitet von Johannes Vetter

hogrefe

**Dr. phil. Johannes Vetter**
Psychiatrische Universitätsklinik Zürich
Erwachsenenpsychiatrie und Psychotherapie
Lenggstrasse 31
8032 Zürich
Schweiz
E-Mail: johannes.vetter@pukzh.ch

**Wichtiger Hinweis:** Der Verlag hat gemeinsam mit den Autoren bzw. den Herausgebern große Mühe darauf verwandt, dass alle in diesem Buch enthaltenen Informationen (Programme, Verfahren, Mengen, Dosierungen, Applikationen, Internetlinks etc.) entsprechend dem Wissensstand bei Fertigstellung des Werkes abgedruckt oder in digitaler Form wiedergegeben wurden. Trotz sorgfältiger Manuskriptherstellung und Korrektur des Satzes und der digitalen Produkte können Fehler nicht ganz ausgeschlossen werden. Autoren bzw. Herausgeber und Verlag übernehmen infolgedessen keine Verantwortung und keine daraus folgende oder sonstige Haftung, die auf irgendeine Art aus der Benutzung der in dem Werk enthaltenen Informationen oder Teilen davon entsteht. Geschützte Warennamen (Warenzeichen) werden nicht besonders kenntlich gemacht. Aus dem Fehlen eines solchen Hinweises kann also nicht geschlossen werden, dass es sich um einen freien Warennamen handelt. Der Verlag weist ausdrücklich darauf hin, dass im Text enthaltene externe Links vom Verlag nur bis zum Zeitpunkt des Redaktionsschlusses eingesehen werden konnten. Auf spätere Veränderungen hat der Verlag keinerlei Einfluss. Eine Haftung des Verlags ist daher ausgeschlossen.

**Bibliografische Information der Deutschen Nationalbibliothek**
Die Deutsche Nationalbibliothek verzeichnet diese Publikation in der Deutschen Nationalbibliografie; detaillierte bibliografische Daten sind im Internet über http://www.dnb.de abrufbar.

Dieses Werk einschließlich aller seiner Teile ist urheberrechtlich geschützt. Jede Verwertung außerhalb der engen Grenzen des Urheberrechtes ist ohne Zustimmung des Verlages unzulässig und strafbar. Das gilt insbesondere für Kopien und Vervielfältigungen zu Lehr- und Unterrichtszwecken, Übersetzungen, Mikroverfilmungen sowie die Einspeicherung und Verarbeitung in elektronischen Systemen.

All rights, including for text and data mining (TDM), Artificial Intelligence (AI) training, and similar technologies, are reserved.
Alle Rechte, auch für Text- und Data-Mining (TDM), Training für künstliche Intelligenz (KI) und ähnliche Technologien, sind vorbehalten.

Verantwortliche Person in der EU: Hogrefe Verlag GmbH & Co. KG, Merkelstraße 3,
37085 Göttingen, info@hogrefe.de

Anregungen und Zuschriften bitte an den Hersteller:
Hogrefe AG
Lektorat Medizin/Psychiatrie
Länggass-Strasse 76
3012 Bern
Schweiz
Tel. +41 31 300 45 00
info@hogrefe.ch
www.hogrefe.ch

Lektorat und redaktionelle Bearbeitung: Susanne Ristea, Christina Nurawar Sani
Bearbeitung der deutschen Ausgabe: Johannes Vetter, Zürich
Herstellung: René Tschirren
Umschlagabbildung: Getty Images/gremlin
Umschlaggestaltung: Hogrefe AG, Bern
Satz: punktgenau GmbH, Bühl
Druck und buchbinderische Verarbeitung: Multiprint Ltd., Kostinbrod
Printed in Bulgaria

Original title: ICD-11 Personlighedsforstyrrelser – En Klinisk Vejledning by Bo Bach and Sebastian Simonsen © 2023 by Hogrefe Psykologisk Forlag A/S, Dänemark.

1. Nachdruck 2026 der 1. Auflage 2025
© 2025 Hogrefe Verlag, Bern
(E-Book-ISBN_PDF 978-3-456-96366-2)
(E-Book-ISBN_EPUB 978-3-456-76366-8)
ISBN 978-3-456-86366-5
https://doi.org/10.1024/86366-000

# Inhaltsverzeichnis

# Vorwort

Viele Jahre lang war die Rede davon, dass mit der ICD-11 eine völlig neue Klassifikation von Persönlichkeitsstörungen eingeführt werden würde. Auf dem Weg dahin gab es viele Kontroversen und Verschiebungen, sodass es kaum zu glauben war, als die ICD-11 ab dem Jahr 2022 offiziell zur Übersetzung und Verwendung in den Mitgliedstaaten der Weltgesundheitsorganisation (WHO, World Health Organisation) freigegeben wurde. Der langwierige Prozess war auch von Ungeduld („Wann kommt ICD-11?"), Idealisierung („Mit der ICD-11 wird alles besser") und Verleugnung („Wir lassen die ICD-11 ausfallen") geprägt. Zum Zeitpunkt der Erstellung dieses Berichts befindet sich die dänische Behörde für Gesundheitsdaten im Namen des gesamten dänischen Gesundheitssystems im Prozess der Umstellung auf die ICD-11. Der gesamte Prozess wurde in Zusammenarbeit mit Vertretern des Diagnoseausschusses der Dänischen Psychiatrischen Gesellschaft und des Ausschusses für spezielle psychologische Diagnosen durchgeführt. Wir sind davon überzeugt, dass die Umstellung auf den grundlegend neuen Ansatz der ICD-11 hinsichtlich der Persönlichkeitsstörungen eine gründliche Vorbereitung in der Klinik erfordert. In diesem Sinne haben wir uns für die Erstellung dieses Leitfadens entschieden.

Die Leitlinien sind in der aktuellen dänischen Übersetzung der „ICD-11-Klassifikation der Persönlichkeitsstörungen" verankert, die von der Arbeitsgruppe Nr. 12 für Persönlichkeits- und Impulskontrollstörungen der dänischen Gesundheitsbehörde, bestehend aus Signe Ventzel, Lars Bjerggaard Pedersen, Bernadette M.A. Buhl-Nielsen, Casper Schmidt, Sune Bo Hansen, Erik Simonsen und den unterzeichnenden Autoren, erstellt wurde. Wir sind besonders dankbar für die Bemühungen und die vielen wertvollen Diskussionen, die in dieser Arbeitsgruppe stattgefunden haben. Darüber hinaus möchten wir auch die dänische Gemeinschaft hervorragender Kollegen und Kolleginnen würdigen, die im Laufe der Jahre dazu beigetragen haben, neue dimensionale Ansätze für Persönlichkeitsstörungen zu testen und ihnen den Weg zu ebnen, darunter Mickey T. Kongerslev, Sune Bo Hansen, Majse Lind, Maria W. Meisner, Birgitte Thylstrup, Lennart Kiel, Jane Fjermestad-Noll, Lise Møller, Morten Hesse, Mathias Skjernov, Kraka I. Bjørnholm, Jacob Sander Hansen und Tine S. D. Harpøth. Unser Dank geht auch an Mie Sedoc Jørgensen, Ole Jakob Storebø, Fateh Rahmani, Nana Nørgaard, Martin Vestergaard, Christina Kjær Frederiksen, Carsten René Jørgensen, Maja Zandersen, Lene H. Hastrup, Rikke Bøye, Sophie Juul, Frederik Frandsen, Johanne M. P. Ribeiro, Per Sørensen, Torben Heinskou, Klaus Pedersen, René Ernst Nielsen und Sidse M. Arnfred, die alle auf ihre Weise durch ihren Beitrag oder ihre Unterstützung in diesem Bereich gewirkt haben.

Auf internationaler Ebene profitierten wir von der Zusammenarbeit und dem Dialog mit WHO-Mitarbeitern wie Geoffrey M. Reed, Michael B. First und Jared W. Keeley (z. B. durch die Beteiligung an ICD-11-Feldversuchen) sowie von einer fruchtbaren Zusammenarbeit mit Martin Sellbom und Roger Mulder aus Neuseeland bei der Entwicklung von Instrumenten und klinischen Leitlinien.

Wir sind uns besonders bewusst, dass wir auf den Schultern von Erik „Simon“ Simonsen stehen, der den Weg für den dänischen Fortschritt auf diesem Gebiet, einschließlich unserer eigenen Forschung und Praxis, durch internationale Verbindungen und gute Führung großzügig geebnet hat. Dies hat dazu geführt, dass wir im Laufe der Jahre bei der Schaffung und Einführung dieser neuen Klassifikation an vorderster Front standen. Darüber hinaus möchten wir uns für die Unterstützung durch das Centre for Research in Personality Disorders und die Psychiatrische Klinik Slagelse, die Psychiatrie der Region Seeland, das Psychotherapiezentrum Stolpegård, die Psychiatrie der Hauptstadtregion und das Institut für Persönlichkeitstheorie und Psychopathologie (IPTP) bedanken.

Abschließend möchten wir uns bei unserem Redakteur Christian Aarestrup vom Hogrefe Psykologisk Forlag für seine Nachsicht, Ausdauer, Gründlichkeit und angenehme Zusammenarbeit herzlich bedanken. Die Verantwortung für Fehler und Auslassungen liegt allein bei den Unterzeichnern.

Bo Bach und Sebastian Simonsen, Juni 2023

# Geleitwort

Nachdem zwischen ICD-10 und ICD-11 etwa drei Jahrzehnte mit all ihren wissenschaftlichen, technologischen, epidemiologischen (usw.) Entwicklungen liegen, lässt sich konstatieren, dass das Kapitel „Psychische Störungen, Verhaltensstörungen oder neuromentale Entwicklungsstörungen" vergleichsweise viele Veränderungen erfahren hat. Ebenfalls lässt sich wohl festhalten, dass innerhalb dieses Kapitels der Bereich zu Persönlichkeitsstörungen am meisten Wandel erlebt hat.

Wie zuvor bei der Entstehung des DSM-5, des amerikanischen Klassifikationssystems für psychische Störungen, führte die Entwicklung einer Neukonzeption der Klassifikation von Persönlichkeitsstörungen zu einem jahrelangen intensiven Diskurs.

Während manche kritisieren, dass die Neufassung mit einem Verlust von jahrzehntealtem Wissen zu einzelnen Persönlichkeitsstörungen (bspw. Narzissmus, ängstlich-vermeidend) einhergeht, bietet das neue Modell auch Chancen für deren Verständnis sowie für Behandlungsansätze. Die etablierte Kategorisierung (mit Ausnahme des Borderline-Musters) ist zugunsten einer in Teilen dimensionalen Konzeptualisierung aufgegeben worden.

Weiterhin bleibt die Relevanz guter und umfassender Strukturdiagnostik (Arbeitskreis OPD, 2024) erhalten, wie es sich teilweise auch in den Neukonzeptionen von DSM-5 und ICD-11 zu Persönlichkeitsstörungen abbildet.

Gerade aufgrund der Vielschichtigkeit der Entwicklungen ist es umso relevanter, dass zwei auf dem Gebiet der Persönlichkeitsstörungen wissenschaftlich renommierte und klinisch erfahrene Experten wie Bo Bach und Sebastian Simonsen ihr umfangreiches Wissen in einem Leitfaden bündeln. Der Leserin und dem Leser wird anhand zahlreicher klinischer Beispiele ein besseres Verständnis vermittelt und die praktische Anwendung der neuen Diagnostik unterstützt.

Mein herzlicher Dank gilt Frau Susanne Ristea sowie Frau Christina Nurawar Sani für die so angenehme Zusammenarbeit.

Dr. phil. Johannes Simon Vetter, Zürich, November 2024

# Hinweis zur deutschen Übersetzung

Die vorliegende Übersetzung aus dem Dänischen richtet sich an Praktizierende im deutschsprachigen Raum. In diesem Sinne wurden Inhalte mit spezifischem Bezug auf Dänemark dahingehend vom Herausgeber ergänzt und teilweise überarbeitet, dass sie um Informationen zur Sachlage in Deutschland bzw. in den deutschsprachigen Ländern ergänzt wurden.

Orientierung boten hierzu u. a. die aktuellen Leitlinien für Persönlichkeitsstörungen, die von den jeweiligen Fachgesellschaften erarbeitet werden. In Deutschland werden diese von der Deutschen Gesellschaft für Psychiatrie, Psychotherapie und Nervenheilkunde (DGPPN, 2009) erarbeitet, in Österreich gibt es Diagnostik-Leitlinien vom Bundesministerium für Soziales, Gesundheit, Pflege und Konsumentenschutz (BMSGPK, 2020) und in der Schweiz von der Schweizerischen Gesellschaft für Psychiatrie und Psychotherapie (SGPP), wobei hier nur eine Leitlinie speziell für die Borderline-Persönlichkeitsstörung besteht (SGPP, 2018). In Deutschland gibt es für die Borderline-Persönlichkeitsstörung eine S3-Leitiline (DGPPN, 2022).[1]

Da bei Drucklegung noch keine autorisierte und konsentierte Übersetzung der ICD-11 existierte, wurden Begrifflichkeiten weitgehend in Übereinstimmung mit der deutschen Entwurfsfassung verwendet. Diese Fassung wird laufend durch das Bundesinstitut für Arzneimittel und Medizinprodukte (BfArM) unter anderem in Kooperation mit dem Schweizer Bundesamt für Statistik überarbeitet. Teilweise wird diese Übersetzung unter Verwendung automatisierter Übersetzungsverfahren erstellt und befindet sich in einem bereits begonnenen Qualitätssicherungs-

---

1 Abrufbar sind diese unter https://register.awmf.org/de/leitlinien/detail/038-015; https://www.sozialministerium.at/dam/jcr:7d05660c-b825-4764-90ac-18d0b20d012d/Diagnostik-Leitlinie,_28.04.2020,_barrierefrei_(BMSGPK).pdf; https://www.psychiatrie.ch/fileadmin/SGPP/user_upload/Fachleute/Euler_et_al_SGPP_Behandlungsempfehlungen_Borderline_-_Maerz_2018_def.pdf

prozess in Kooperation mit den wissenschaftlichen medizinischen Fachgesellschaften (BfArM, o. D.-b). Die Einführung der ICD-11 in deutscher Sprache wird derzeit vorbereitet, ist jedoch noch nicht abschließend datiert (BfArM, o. D.-a).

Für die deutsche Ausgabe dieses Buches wurde sich darum bemüht, einen gendersensiblen und inklusiven Sprachgebrauch umzusetzen; alle verwendeten Personenbezeichnungen beziehen sich immer gleichermaßen auf Personen jeden Geschlechts.

Johannes Vetter, September 2024

# 1 Hintergrund

Mit der Einführung der ICD-11, der 11. Version der internationalen statistischen Klassifikation der Krankheiten und verwandter Gesundheitsprobleme (International Statistical Classification of Diseases and Related Health Problems), (WHO, 2023) hat es einen Paradigmenwechsel in der Art und Weise gegeben, wie wir Persönlichkeitsstörungen verstehen und diagnostizieren. In diesem Einführungskapitel werden die wichtigsten Änderungen und die ihnen zugrundeliegenden klinischen und wissenschaftlichen Begründungen beschreiben.

## 1.1 Zweck dieses Buches

Die ICD-11-Klassifikation von Persönlichkeitsstörungen enthält bedeutende Änderungen, die eine grundlegende Umschulung der Fachleute und eine Umstrukturierung der klinischen Praxis im Allgemeinen erfordern. Um diesen anspruchsvollen Prozess zu unterstützen, haben wir ein Buch geschrieben, von dem wir hoffen, dass es für Kliniker und Klinikerinnen nützlich sein wird. Wir empfehlen den Lesern und Leserinnen, das Buch als Leitfaden zu verwenden, in dem bei Bedarf nachgeschlagen werden kann und der nicht unbedingt von Anfang bis Ende gelesen werden sollte. Klinisch Tätige können z. B. zunächst den Abschnitt „Ein Schnellkurs zur klinischen Anwendung von Persönlichkeitsfunktionen und -merkmalen" in Kapitel 2 lesen, um die klinischen Gründe für die neue Klassifikation zu verstehen. Anschließend kann es von Vorteil sein, sich in Kapitel 3 mit den verschiedenen Fähigkeiten und Ausprägungen der Persönlichkeitsfunktionen vertraut zu machen, die die Grundlage für die entscheidende Bewertung und Beschreibung des Schweregrads in Kapitel 4 bilden. Darüber hinaus kann Kapitel 5 genutzt werden, um sich einen Überblick über die fünf Merkmalsbereiche zu verschaffen, die das Persönlichkeitsmuster und die Ausprägung der Persönlichkeitsstörung von Patienten und Patientinnen beschreiben. Bei der Erwägung von Behandlungsoptionen kann es hilfreich sein, Kapitel 6 zu Rate zu ziehen, in dem spezifische Vorschläge für jeden Schweregrad sowie für verschiedene Kombinationen von Merkmalsbereichen beschrieben werden. Im Anhang des Buches haben wir Extras aufgenommen, die für den Einstieg in die neue Klassifikation zwar nützlich (*nice to know*), aber nicht unbedingt notwendig (*need to know*) sind.

## 1.2 Kurze Einführung in die Konzeptualisierung der Persönlichkeitsstörung nach ICD-11

In der ICD-11 werden Persönlichkeitsstörungen auf der Grundlage dessen beschrieben und diagnostiziert, was es eigentlich bedeutet, eine Person zu sein, und insbesondere, was es bedeutet, eine Persönlichkeitsstörung im Allgemeinen zu haben (Bender, 2018; Sharp & Wall, 2021; Tyrer et al., 2019). Kurz gesagt, erfordert die ICD-11, Persönlichkeitsproblematiken und Persönlichkeitsstörungen auf der Grundlage einer allgemeinen Dysfunktion hinsichtlich Aspekten des Selbst und des zwischenmenschlichen Bereichs zu diagnostizieren, zusammen mit emotionalen, kognitiven und verhaltensbezogenen Manifestationen sowie unter Einbeziehung der generellen psychosozialen Funktionsweise und des vorhandenen Leidensdrucks. Sobald diese allgemeinen Aspekte der Persönlichkeitsfunktion und -manifestationen bei Patienten und Patientinnen festgestellt werden, kann die Diagnose weiter nach Schweregrad (leichtgradig, mittelgradig, schwergradig) oder einem subdiagnostischen Vorliegen von Persönlichkeitsstörungen klassifiziert werden. Dies kann durch die Angabe einer oder mehrerer der wichtigsten Merkmalsdomänen (Negative Affektivität, Distanziertheit, Dissozialität, Enthemmung und Anankasmus) ergänzt werden, um die individuelle Ausprägung der Diagnose zu unterstreichen. Schließlich besteht auch die Möglichkeit, einen weiteren Kode für ein Borderline-Muster auszuwählen, wenn dies einen echten Unterschied für den Verlauf des Patienten oder der Patientin bedeuten kann. Wie aus Tabelle 1-1 hervorgeht, wird im Allgemeinen nur die erste Gruppe von ICD-11-Kodes, d.h. bis einschließlich Schweregrad, als eigentliche Diagnose verwendet, während die Merkmalsbereiche und das Borderline-Muster nur als informative Zusatzkodes verwendet werden (WHO, 2021). Mit ICD-10 haben sich viele Kliniker und Klinikerinnen daran gewöhnt, mit bis zu zehn verschiedenen Typen von Persönlichkeitsstörungen arbeiten zu müssen, die in der Praxis vom Schweregrad her völlig gleich sind. Es ist bekannt, dass auf einzelne Patienten und Patientinnen mit einer Persönlichkeitsstörung meist mehrere Typen gleichzeitig zutreffen. Mit der ICD-11 hat sich der Schwerpunkt stattdessen auf Kategorien des Gesamtschweregrads verlagert, während der Stil oder die Typologie anhand von Merkmalsdomänen beschrieben werden kann (siehe Beispiele in Anhang B). Für eine konkretere Einführung verweisen wir auf den Abschnitt „Schnellkurs zur klinischen Anwendung von Persönlichkeitsfunktionen und -merkmalen“ in Kapitel 2.

## 1.3 Ausarbeitung einer neuen Klassifikation

Die jetzt offizielle ICD-11-Klassifikation der Persönlichkeitsstörung wurde in einem langwierigen und schwierigen Prozess unter der Leitung einer von der Weltgesundheitsorganisation (World Health Organization, WHO) eingesetzten internationalen Arbeitsgruppe erstellt. Die Arbeitsgruppe war breit aufgestellt, um eine vielfältige Expertise und geografische Vertretung zu gewährleisten (Tyrer, 2005; Tyrer et al., 2019; Tyrer, Crawford & Mulder, 2011). Zur ursprünglichen Arbeitsgruppe gehörten Peter Tyrer (Psychiater) aus England, Mike Crawford (Psychiater) aus England, Roger Mulder (Psychiater) aus Neuseeland, Roger Blash-

**Tabelle 1-1:** Klassifizierung der Persönlichkeitsstörung in der ICD-10 und ICD-11

| ICD-10 | ICD-11 |
|---|---|
| Kategorien<br>F60.0 Paranoid<br>F60.1 Schizoid<br>F60.2 Dissozial<br>F60.3 Emotional instabil (Borderline)<br>F60.4 Histrionisch<br>F60.5 Zwanghaft (anankastisch)<br>F60.6 Ängstlich (vermeidend)<br>F60.7 Abhängig (asthenisch)<br>F60.8 Sonstige spezifische<br>F60.9 Nicht näher bezeichnet<br>F61.0 Kombinierte und andere Persönlichkeitsstörungen<br>Z73.1 Akzentuierte Persönlichkeitszüge (subdiagnostisch) | Persönlichkeitsstörung<br>6D10.Z Schweregrad nicht näher bezeichnet<br><br>Schweregrad<br>QE50.7 Persönlichkeitsproblematik<br>6D10.0 Leichtgradige Persönlichkeitsstörung<br>6D10.1 Mittelgradige Persönlichkeitsstörung<br>6D10.2 Schwergradige Persönlichkeitsstörung<br><br>Zusatzkodes– Persönlichkeitsmerkmale und -muster<br>6D11.0 Negative Affektivität<br>6D11.1 Distanziertheit<br>6D11.2 Dissozialität<br>6D11.3 Enthemmung<br>6D11.4 Anankasmus<br>6D11.5 Borderline-Muster |

field (Psychologe) aus den USA, Alireza Farnam (Psychiater) aus dem Iran, Andrea Fossati (Psychologe) aus Italien, Michaela Swales (Psychologin) aus Wales, Dusica Lecic-Tosevski (Psychiaterin) aus Serbien, David Ndetei (Psychiater) aus Kenia, Nestor Koldobsky (Psychiater) aus Argentinien und Lee Anna Clark (Psychologin) aus den USA.

Seit ihrer Einführung vor 30 Jahren hat die ICD-10 („Blaues Buch") ausdrücklich die wissenschaftlichen und anwendungsbezogenen Probleme bei der Klassifizierung von Persönlichkeitsstörungen anerkannt und auf die Notwendigkeit einer neuen Klassifizierung hingewiesen: „... ein neuer Ansatz zur Beschreibung von Persönlichkeitsstörungen ist erforderlich" (WHO, 1994, S. 20).

Gleichzeitig besteht in der Literatur ein breiter Konsens über diese Probleme, während es weniger Einigkeit darüber gibt, wie sie angegangen werden sollen (Clark, 2007; Ekselius et al., 1993; Frances, 1980; Kiesler, 1986; Skodol et al., 2013; Tyrer & Alexander, 1979; Tyrer & Johnson, 1996; Widiger & Trull, 2007).

An dieser Stelle kommt die ICD-11-Arbeitsgruppe der WHO ins Spiel. Auf der Grundlage einer Überprüfung der Literatur kam die Arbeitsgruppe zu dem Schluss, dass der Kern der Persönlichkeitsstörungen in der grundlegenden Funktionsweise der Persönlichkeit liegt, die von einer gesunden Funktionsweise bis hin zu einer schwergradigen Funktionsstörung reichen kann (Crawford et al., 2011). Auf der Grundlage dieses ursprünglichen Modells wurde die Persönlichkeitsstörung vor allem als Grad der interpersonellen Dysfunktion definiert, d.h. als Auswirkung auf soziale Rollen und berufliche Funktionen, auf den „Kontakt" mit den Patienten und Patientinnen und auf interpersonelle Risikoverhaltensweisen (Tyrer, Crawford, Mulder et al., 2011). Darüber hinaus können die auffälligen Merkmale anhand von fünf Merkmalsbereichen spezifiziert werden, die weitgehend mit den Big Five des Fünf-Faktoren-Modells kompatibel sind (Mulder et al., 2011; Widiger & Simonsen, 2005). Der erste Vorschlag für eine Persönlichkeitsstörung in der ICD-11 wurde von mehreren internationalen Forschern und klinischen Experten kommentiert (Davidson, 2011). Einige äußerten sich besorgt über den Verlust wichtiger Erkenntnisse innerhalb der traditionellen Kategorien der Persönlichkeitsstörung, insbesondere der Diagnose der Borderline-Persönlichkeitsstörung, während andere auf Probleme bei der Umstellung auf ein System hinwiesen, ohne dass diesem a priori ein erhöhter klinischer Nutzen nachgewiesen wurde (Bateman, 2011). Zusätzlich zu den Diskussionen in Fachzeitschriften und auf Konferenzen holte die WHO auch Feedback von den internationalen Mitgliedern der World Psychiatric Association (WPA) und der International Union of Psychological Science (IUPsyS) ein, denen die Danish

Psychiatric Society[2] und die Danish Psychological Association[3] angehören. Parallel dazu wurden die Säulen des betreffenden Entwurfs in einer Reihe von Studien untersucht (Kim et al., 2014, 2015, 2016; Mulder et al., 2016; Tyrer et al., 2014).

Doch die Bedenken und Einwände hielten an. Im Dezember 2016 schrieben Vertreter der European Society for the Study of Personality Disorders (ESSPD) einen Brief an den Verantwortlichen für das Kapitel über psychische Störungen in der ICD-11, Geoffrey M. Reed. Darin äußerte die Gesellschaft ihre Besorgnis über den aktuellen Vorschlag und forderte, dass er von der WHO abgelehnt werde. Eine überarbeitete Fassung des Schreibens wurde später von einer Reihe von Forschern und klinischen Experten veröffentlicht, die mit der European Society for the Study of Personality Disorders (ESSPD), der North American Society for the Study of Personality Disorders (NASSPD) und der International Society for the Study of Personality Disorders (ISSPD) im Austausch stehen (Herpertz et al., 2017). Wesentliche Teile des Problems waren die Tatsache, dass der damalige Vorschlag die Borderline-Diagnose vollständig aus der Klassifikation gestrichen hatte, sowie die Befürchtung, dass das neue Modell zu einem Verlust von wertvollem Wissen führen könnte, das in den traditionellen Kategorien verwurzelt ist. Unter anderem wurde argumentiert, dass Patienten und Patientinnen mit einer Borderline-Diagnose im Stich gelassen werden und an Ansehen verlieren könnten, wenn ihre Diagnose nicht mehr in der Klassifikation enthalten ist. Bei einem anschließenden Treffen in Heidelberg im Jahr 2017 mit Vertretern der WHO-Arbeitsgruppe und Vertretern von ISSPD, ESSPD und NASSPD wurde beschlossen, die ICD-11-Klassifikation anzupassen, um einen wesentlichen Teil der Kritik aus dem Weg zu räumen. In erster Linie wurde die Möglichkeit hinzugefügt, ein Borderline-Muster zu kodieren – allerdings erst, nachdem Schweregrad und Merkmalsdomänen diagnostiziert und kodiert worden waren. Eine weitere wesentliche Änderung war, dass die Kriterien für das Borderline-Muster nicht mehr die aus der ICD-10 bekannten waren, d.h. eine emotional instabile Persönlichkeitsstruktur, sondern eine leichte Überarbeitung der Kriterien der DSM-5-Klassifikation. Darüber hinaus beschloss die Arbeitsgruppe auch, dass das ICD-11-Modell neben den interpersonellen Funktionen, die bisher im Vordergrund standen, auch

---

2 WPA-Mitglieder sind in Deutschland die Deutsche Gesellschaft für Psychiatrie und Psychotherapie, Psychosomatik und Nervenheilkunde e.V. (DGPPN), in der Schweiz die Schweizerische Gesellschaft für Psychiatrie und Psychotherapie (SGPP) und in Österreich die Österreichische Gesellschaft für Psychosomatik und Psychotherapeutische Medizin.

3 Im deutschsprachigen Raum ist es der Berufsverband Deutscher Psychologinnen und Psychologen, der Berufsverband Österreichischer PsychologInnen (ÖBP) sowie die Österreichische Gesellschaft für Psychologie (ÖGP) und die Schweizerische Gesellschaft für Psychologie (SGP).

eine ausführlichere Beschreibung der Funktionen des Selbst enthalten sollte (Huprich, 2020; Huprich et al., 2018; Reed, 2018).

Bei der Lektüre empirischer Literatur zu ICD-11-Persönlichkeitsstörungen, die vor 2017 veröffentlicht wurde, ist zu beachten, dass die Ergebnisse möglicherweise auf früheren Vorschlägen für die Klassifikation beruhen und daher im Vergleich zur aktuellen offiziellen Version veraltet sind.

Zum Zeitpunkt der Erstellung dieses Leitfadens zu Persönlichkeitsstörungen scheinen die internationale Akzeptanz und das Interesse an dem neuen Ansatz der ICD-11 zu wachsen (Chanen et al., 2022; Prevolnik Rupel et al., 2021; Sharp & Oldham, 2023). Es wird erwartet, dass die europäischen Länder, darunter Dänemark, vorübergehend eine Vorreiterrolle bei der Einführung und Nutzung des Systems übernehmen werden (Bach et al., 2022).

## 1.4 Abkehr von bislang verwendeter Kategorisierung

Während wir früher Persönlichkeitsstörungen auf der Grundlage von Kategorien verschiedener Typen (z. B. ängstlich-vermeidend, emotional instabil, abhängig) klassifiziert haben, müssen wir uns mit der ICD-11 daran gewöhnen, dies anhand von qualifizierenden Merkmalsbereichen zu tun, die auf eine leicht-, mittel- oder schwergradige Persönlichkeitsstörung oder eine Persönlichkeitsproblematik angewandt werden. Diese Abstufung der Persönlichkeitsbeeinträchtigung auf einem Kontinuum von leicht bis schwer wird auch als dimensionale diagnostische Klassifikation bezeichnet, da der Schweregrad dimensional verstanden wird.

Im Gegensatz zur ICD-10, die das „Zählen von Kriterien“ für jede Art von Persönlichkeitsstörung verwendete, konzentriert sich die ICD-11 auf allgemeine diagnostische Bedingungen und Merkmale der Persönlichkeitsstörung insgesamt (siehe Tabelle 1-1).

Diese Änderung ist vor dem Hintergrund zu sehen, dass die WHO auf der Grundlage von 30 Jahren Forschung versucht hat, die kriteriengestützte Diagnostik abzuschaffen, bei der Diagnosen relativ starr auf der Grundlage einer bestimmten Anzahl erfüllter Kriterien mit einem festen, aber pseudogenauen Schwellenwert definiert werden. ICD-10-Diagnosekriterien für F60.5 Zwanghafte Persönlichkeitsstörung lassen beispielsweise zu, dass zwei Menschen die Kriterien für diese Diagnose erfüllen können, ohne ein einziges Symptom gemeinsam zu haben. Im Alltag können die beiden die Störung aufgrund der individuellen Zusammensetzung der erfüllten Kriterien sehr unterschiedlich erleben (z. B. Gefühle von Zweifel und Vorsicht beim Einen und Rigidität und Sturheit beim Anderen).

Dies ist einer der Gründe, warum die diagnostischen Beschreibungen der ICD-11 nicht so endgültig oder sprachlich fixiert sind, sondern flexibler auf die klinisch vielfältige Realität eingehen.

Bei vielen somatischen Erkrankungen (z. B. Lungenentzündung) ist es sinnvoll, eine Diagnose als klar abgegrenzt von anderen Diagnosen zu verstehen. Ein gebrochenes Bein ist etwas anderes als eine Blinddarmentzündung. Eine Herzerkrankung ist etwas anderes als eine Nierenerkrankung. Die Behandlungen für solche unterschiedlichen körperlichen Zustände (z. B. Operationen oder Medikamente) sind oft sehr unterschiedlich.

Die Diagnosen für psychische Störungen beschreiben keine genau definierten Krankheiten oder Syndrome mit einer klaren Unterscheidung zwischen Ursache (z. B. Virusinfektion) und Symptomen (z. B. Husten und Schnupfen). Das Wissen über die genauen Ursachen psychischer Störungen, einschließlich der Persönlichkeitsstörung, ist noch sehr begrenzt, weshalb es nicht so einfach ist, Ursache und Symptom zu trennen. Mit anderen Worten: Wir können die Diagnose nicht zuverlässig mit bestimmten Ursachen (z. B. einem Trauma) oder Lösungen (z. B. Therapie) in Verbindung bringen. Dieses Problem ist bei der Klassifizierung psychischer Störungen im Allgemeinen gut bekannt, aber bei Persönlichkeitsstörungen ist es wohl besonders ausgeprägt (Kendler et al., 2011).

Bis zur Einführung der ICD-11 basierte die Diagnose einer Persönlichkeitsstörung auf einem kategorialen Verständnis mit insgesamt acht spezifischen Typen und der Möglichkeit, eine „sonstige spezifische Störung" (narzisstisch oder passiv-aggressiv) oder einen nicht näher bezeichneten oder kombinierten Typus zu diagnostizieren. Wie bereits erwähnt, hat die Forschung in den letzten 30–40 Jahren erhebliche Probleme mit einer kategorischen Klassifizierung der Persönlichkeitsstörung dokumentiert (Frances, 1980; Skodol, 2014; Widiger & Trull, 2007), die wir im Folgenden kurz zusammenfassen.

### Umfangreiche diagnostische Überschneidungen

Wenn Patienten und Patientinnen systematisch auf eine ICD-10-Persönlichkeitsstörung untersucht werden, zeigt sich meist, dass sie die Kriterien für mindestens zwei oder mehr Persönlichkeitsstörungen gleichzeitig erfüllen. Insbesondere die Borderline-Diagnose tritt neben praktisch allen anderen Arten der Persönlichkeitsstörung auf (Karterud et al., 2003). Dies deutet darauf hin, dass es eine Reihe von Merkmalen oder Problemen gibt, die sich bei vielen anderen Diagnosen oder Persönlichkeitsstörungen finden lassen. In der ICD-11 ist es nicht möglich, zwei Persönlichkeitsstörungen gleichzeitig zu diagnostizieren, da es unmöglich ist, zwei verschiedene Schweregrade gleichzeitig zu haben (z. B. eine leicht- und eine schwergradige Persönlichkeitsstörung gleichzeitig). Der Ausgangspunkt ist also, dass Menschen mit einer Persönlichkeitsstörung allgemein mit einer Reihe von Problemen zu kämpfen haben (z.B. Emotionsregulation, Selbstwertgefühl und Beziehungsprobleme) und dass das vielfältige und sich überschneidende Vorhandensein dieser Probleme nichts mit dem zu tun hat, was traditionell als „Komorbidität" bezeichnet wird, sondern vielmehr Ausdruck verschiedener Grade und Ausprägungen ein und derselben Grundstörung ist.

**Heterogenität innerhalb der diagnostischen Kategorien**

Mit einer Reihe von definierten Kriterien und einem festgelegten Schwellenwert für die Anzahl der Kriterien, die erfüllt sein müssen, können Persönlichkeitsstörungen in der ICD-10 auf Hunderte von Arten kombiniert werden. Infolgedessen können Personen mit der gleichen Diagnose sehr unterschiedlich sein, was sowohl bei der Festlegung eines eindeutigen Behandlungsmodells als auch bei der Ermittlung spezifischer kausaler Zusammenhänge zu Problemen führen kann. In der Praxis können zwei Personen oft die Diagnosekriterien für eine zwanghafte Persönlichkeitsstörung erfüllen, ohne ein einziges Symptom gemeinsam zu haben. Mit der ICD-11 ist es möglich, diese Heterogenität systematischer zu beschreiben, sowohl in Bezug auf den Gesamtschweregrad als auch auf spezifische Merkmale. So besteht beispielsweise ein großer Unterschied zwischen einer Person, die nur durch Negative Affektivität gekennzeichnet ist, und einer Person, bei der sowohl Negative Affektivität als auch Enthemmung vorherrschen (siehe auch Kapitel 5 und 6).

**Pseudogenaue Diagnoseschwelle**

Der ICD-10-Diagnoseansatz legt eine Reihe von Kriterien fest, die erfüllt sein müssen, um eine Diagnose zu stellen (z.B. vier von sieben Kriterien für die ängstlich-vermeidende Persönlichkeitsstörung). Ein Hauptproblem dabei ist jedoch, dass diese Cut-off-Werte im Allgemeinen nicht empirisch bestimmt sind. Dies bedeutet, dass es keinen signifikanten Unterschied zwischen Personen gibt, die vier oder fünf Kriterien für z.B. die Borderline-Persönlichkeitsstörung erfüllen. Neben der Problematik der willkürlichen Schwellenwerte ist auch klar, dass das kategoriale Verständnis, bei dem ein bestimmtes Phänomen entweder vorhanden ist oder nicht, einen erheblichen Informationsverlust mit sich bringt, da z.B. bei der Reduktion auf „gestört" versus „gesund" umfangreiche subdiagnostische Informationen verloren gehen. Bei ICD-11 entscheidet der Kliniker bzw. die Klinikerin, ob die Persönlichkeitsfunktionen leicht-, mittel- oder schwergradig gestört sind, oder auch, ob subdiagnostische Persönlichkeitsproblematiken vorliegen. Dies wird nicht auf der Grundlage einer festen Anzahl von Kriterien bestimmt, sondern hängt von einer globalen Bewertung ab, die den Charakter eines „Matching-Prozesses" hat, bei dem Kliniker und Klinikerinnen phänomenologische Beschreibungen mit den diagnostischen Spezifikationen und Beispielen für leicht-, mittel- und schwergradige Persönlichkeitsstörungen vergleichen. Dieser diagnostische Prozess hat also eher mit einer ganzheitlich orientierten Identifizierung einer „Gestalt" oder eines „Prototyps" zu tun. Alles andere würde in diesem Zusammenhang als pseudoakkurat angesehen werden, soll heißen, es würde, oberflächlich betrachtet, präzise klingen, in Wirklichkeit aber einem breiten Spektrum nicht gerecht werden.

### Unspezifische Diagnose und allgemeine Unterdiagnose der Persönlichkeitsstörung

Mehrere Studien haben gezeigt, dass die kombinierte (nicht näher spezifische) Persönlichkeitsstörung neben der Borderline- und der dissozialen Persönlichkeitsstörung die häufigste Diagnose ist (Pedersen & Simonsen, 2014; Tyrer et al., 2019). Diese Diagnose ist für sich genommen unzureichend spezifizierend, da sie lediglich angibt, dass etwas nicht in Ordnung ist, aber keinen Hinweis auf den Grad oder die Art des Problems gibt. Sie kann ein erhebliches Stigmatisierungsrisiko mit sich bringen und hat sowohl für Ärzte und Ärztinnen als auch für Diagnostizierte wenig Orientierungspotenzial. Mit der ICD-11 ist es immer noch möglich, eine Persönlichkeitsstörung zu diagnostizieren, ohne den Schweregrad anzugeben. In diesem Fall muss jedoch noch bestätigt werden, dass die allgemeinen Bedingungen erfüllt sind (siehe Kapitel 2.2. über die allgemeinen Diagnosebedingungen).

Persönlichkeitsstörungen werden oft unterdiagnostiziert und kommen in der dänischen Psychiatrie sogar immer seltener vor.[4] Hier wird die Diagnose bei etwa 10–12% der Patienten und Patientinnen gestellt (Pedersen & Simonsen, 2014), während Untersuchungen darauf hindeuten, dass sie bei mehr als der Hälfte der psychiatrischen Patienten und Patientinnen vorhanden ist (Alnaes & Torgersen, 1988; Beckwith et al., 2014).[5] Dies kann als besonders problematisch in Bezug auf das Ideal einer angemessenen und personalisierten Behandlung angesehen werden.

---

4 Auch in Deutschland lässt sich eine hohe Prävalenz in der Allgemeinbevölkerung feststellen (Wiegand, 2019), wobei in den deutschsprachigen Ländern Persönlichkeitsstörungen unterdiagnostiziert sind. Diese Tendenz ist auch in anderen westlichen Gesellschaften zu beobachten (Volkert et al., 2018).

5 Die Zahlen für den deutschsprachigen Raum sind damit vergleichbar (Zimmerman, 2023; Volkert et al., 2018; Pro Mente Sana, 2013; Neurologen und Psychiater im Netz, o. D. ).

## 1.5 Ausrichtung auf die klinische Anwendbarkeit

Ein wichtiges übergeordnetes Ziel der ICD-11 war es, den klinischen Nutzen der Klassifikation zu erhöhen (Reed, 2010). Der klinische Nutzen kann als „drittes Bein" der diagnostischen Klassifikation neben der Zuverlässigkeit und Validität bezeichnet werden. Es besteht keine vollständige Übereinstimmung über alle Komponenten der Definition des klinischen Nutzens, aber die meisten Definitionen betonen die praktischen Aspekte, d.h. das Ausmaß, in dem eine Diagnose einfach zu verwenden und, was wichtig ist, einfach an andere weiterzugeben ist, sei es an die Person, die diagnostiziert wird, oder an nahestehende Personen sowie andere Beteiligte im Gesundheitswesen oder der Wissenschaft.

Darüber hinaus wird beim klinischen Nutzen oft auch betont, inwieweit die Diagnose bei klinischen Entscheidungsprozessen nützlich ist und relevante Informationen über die Prognose der Störung liefert. Sowohl international (Brown et al., 2023; Evans et al., 2013; Morey & Hopwood, 2019; Reed et al., 2011) als auch in Dänemark (Hansen et al., 2019) haben Studien gezeigt, dass Kliniker und Klinikerinnen im Allgemeinen einen dimensionalen Ansatz für Diagnosen befürworten.[6] Reed und Kollegen (2011) fanden beispielsweise heraus, dass zwei von drei Psychiatern oder Psychiaterinnen ein flexibles und richtungsweisendes System bevorzugen, das nicht auf strengen Kriterien für Diagnosen beruht. Darüber hinaus stellten sie fest, dass bis zu 90 % der Psychiater und Psychiaterinnen eine deutlich geringere Anzahl von Diagnosen bevorzugen (wobei etwa 100 Diagnosen als am nützlichsten eingestuft werden) und dass etwa 70 % der Psychiater und Psychiaterinnen der Meinung sind, dass Diagnosen dimensionale Komponenten enthalten sollten. Ein ähnliches Muster wurde bei Psychologen und Psychologinnen aus aller Welt festgestellt (Evans et al., 2013).

Eine dänische Studie hat gezeigt, dass Fachkräfte die ICD-11 im Allgemeinen als etwas nützlicher für die Behandlungsplanung, die Kommunikation mit Patienten und Patientinnen und die Benutzerfreundlichkeit empfanden als die ICD-10 (Hansen et al., 2019). Für die Kommunikation mit anderen Fachleuten oder die Beschreibung der Persönlichkeit des Patienten bzw. der Patientin als Ganzes gab es jedoch keine signifikanten Unterschiede in der Benutzerfreundlichkeit.

Die Beschreibung und das Verständnis der Psychopathologie auf einem Kontinuum des Schweregrads bietet die besten Möglichkeiten für eine präzisere und in-

6 Dass dem auch in Deutschland so ist, bestätigt beispielsweise das Positionspapier der DGPPN (DGPPN, o. D.), abrufbar unter: https://www.dgppn.de/_Resources/Persistent/69402dc31a70bb4bde680a0a45d7ab74762ad3e8/20200616_PoPa_Identita%CC%88t%20fin.pdf

dividuellere Behandlung, beispielsweise in Form einer angepassten Behandlungsdosis in Abhängigkeit vom Grad der Störung (Hopwood et al., 2020). Darüber hinaus zeigt die Forschung, dass ein dimensionales Verständnis psychischer Störungen die Tendenz zu stigmatisierenden Haltungen bei Personen, die mit der Beurteilung und Behandlung von Menschen mit Persönlichkeitsstörung befasst sind, verringert (Peter et al., 2021).

# 2 Allgemeine Diagnosepraxis

In diesem Kapitel versuchen wir, wichtige Aspekte für Kliniker und Klinikerinnen bei der Anwendung der neuen Klassifikation zu behandeln. Das Kapitel beginnt mit einem Schnellkurs darüber, wie die grundlegenden Konzepte der „Persönlichkeitsfunktion“ und der „Merkmalsdomänen“ analysiert und in der Praxis angewendet werden können. Anschließend wird auf die allgemeinen diagnostischen Bedingungen eingegangen, wobei zwischen „Störung“ und allgemeineren „Schwierigkeiten“ unterschieden wird. Schließlich werden einige wichtige differentialdiagnostische Überlegungen und Entwicklungsaspekte sowie der Umgang mit gleichzeitig auftretenden psychischen Störungen analysiert.

## 2.1 Schnellkurs zur klinischen Anwendung von Persönlichkeitsfunktionen und -merkmalen

Das Verständnis der Persönlichkeit eines Patienten oder einer Patientin kann der Schlüssel zu einer tieferen und umfassenderen Behandlung seiner oder ihrer psychischen Probleme sein. Anhand der ICD-11-Klassifikation von Persönlichkeitsstörungen und verwandten Merkmalen gehen wir von einer Reihe zentraler menschlicher Fähigkeiten aus, die psychische Gesundheit und Störungen im Allgemeinen bedingen und aufrechterhalten. Ungeachtet des diagnostischen Bildes oder des therapeutischen Ansatzes können Konzeption und Behandlung anhand dieser psychischen Fähigkeiten und Manifestationen verstanden werden, die zusammenfassend als Persönlichkeitsfunktionen bezeichnet werden (siehe Tabelle 2-1).

Die meisten klinisch Tätigen werden beispielsweise erkennen, wie sich die problematische Art und Weise, wie Patienten und Patientinnen sich selbst und andere sehen, in der therapeutischen Beziehung abbildet. Manchmal sind wir uns unsi-

**Tabelle 2-1:** Gekürzter Überblick über Persönlichkeitsfunktionen und ihrer Manifestationen

| **Funktion der Persönlichkeit** | |
|---|---|
| Aspekte des Selbst | Zwischenmenschliche Funktion |
| • Identität (zu flexibel oder zu starr)<br>• Selbstwertgefühl (zu niedrig oder zu hoch)<br>• Selbsteinschätzung (Stärken und Schwächen)<br>• Selbststeuerung (zu flexibel oder starr) | • Interesse an Beziehungen (Vermeiden oder übermäßiges Verlangen)<br>• Perspektivübernahme/Empathie (Egozentrik)<br>• Stabile wechselseitige Beziehungen (keine oder instabil)<br>• Konfliktmanagement (unterwürfig oder aggressiv) |

| **Manifestationen** | | |
|---|---|---|
| Emotional | Kognitiv | Verhaltensbezogen |
| • Erfahrung und Ausdruck<br>• Über- oder Unterreaktion<br>• Die eigenen Emotionen erkennen | • Realitätsprüfung<br>• Entscheidungsfindung<br>• Stabilität und Flexibilität der Überzeugungen | • Zu wenig/viel Impulskontrolle<br>• Selbstschädigung<br>• Aggression gegenüber anderen |

| **Globale psychosoziale Beeinträchtigung und/oder Leidensdruck** |
|---|
| Persönliche, familiäre, soziale, schulische, berufliche oder andere wichtige Funktionen |

cher, wie wir am besten mit unseren Patienten und Patientinnen in einer sinnvollen Weise interagieren können, und deren Bedürfnisse erscheinen uns vielleicht überwältigend oder verwirrend. Vielleicht fühlen wir uns unter Druck gesetzt, unsere eigenen beruflichen Grenzen zu überschreiten und uns zu sehr in die Probleme und Verhaltensweisen des Patienten bzw. der Patientin zu vertiefen.

Im therapeutischen Rahmen können wir uns auf häufige Phänomene wie Übertragung und Gegenübertragung, therapeutischen Widerstand, „Chemie", therapiestörendes Verhalten, therapeutischen Rapport und Bündnisabbruch beziehen. Wir können zum Beispiel Momente erleben, in denen wir nicht in der Lage sind, klar zu denken, und die unsere persönlichen Reaktionen, unser Urteilsvermögen und unsere Entscheidungen vernebeln. Wir können uns in kontraproduktiven Reaktionen verfangen, aus denen wir nicht mehr herauskommen oder - schlimmer noch - nicht einmal merken, dass wir uns darin befinden. Es kann sich um Machtkämpfe handeln, die von Themen der Dominanz und der Unterwerfung geprägt sind. Es kann sich auch um eine wahrgenommene Distanz und Gleichgültigkeit gegenüber dem Patienten handeln oder um den Drang, zu sagen „Reiß dich zusammen!“, oder die Patientin übermäßig zu beschützen und durch das Leben zu tragen. Die Kenntnis der inneren Prozesse der Patienten und Patientinnen, der Aspekte des Selbst und des zwischenmenschlichen Funktionierens kann uns daher entscheidend dabei helfen, ein funktionierendes Bündnis aufzubauen und unseren therapeutischen Ansatz anzupassen, was in der Regel eine Voraussetzung für eine wirksame Behandlung ist.

Ein konkretes Beispiel für ein klinisches Problem könnte ein Patient sein, dessen geschwächtes oder gestörtes Selbstwertgefühl die treibende Kraft hinter einer ungesunden Abhängigkeit von der Anerkennung durch andere oder einer inneren Selbstkritik ist, die zu Perfektionismus, Stress, Angst und Traurigkeit führt. Ein geschwächtes Selbstwertgefühl kann auch auf ein offenes Schamgefühl oder eine übersteigerte Selbstverherrlichung zurückzuführen sein. Menschen mit dieser Art von Persönlichkeitsstörung neigen dazu, andere Menschen zu meiden, weil die Nähe zu ihnen Gefühle der Unzulänglichkeit auslöst, oder sie wenden eine andere Art von Vermeidungsverhalten an, z.B. Drogen oder Aggression, um ihre eigenen Gefühle oder andere Menschen auf Distanz zu halten. Die meisten Menschen, die in der klinischen Praxis arbeiten, haben mit Menschen mit solchen Problemen zu tun.

Als Folge von Schwierigkeiten im Zusammenhang mit Aspekten des Selbst können die Patienten und Patientinnen Probleme mit der Art und Weise haben, wie sie andere Menschen wahrnehmen und mit ihnen in Beziehung treten. Zum Beispiel kann ihre Vorstellung davon, was andere denken, von ihrer eigenen Minderwertigkeit und Selbstunsicherheit bestimmt sein. Vereinfacht gesagt, wird das, was eigentlich zur eigenen Person gehört, fälschlicherweise der anderen Person zugeschrieben. In der Praxis kann sich dies in der Tendenz äußern, sich von anderen Menschen kritisch beobachtet zu fühlen und zu glauben, dass andere negativ über einen denken. Im Allgemeinen können solche Muster in den Beziehungen zu anderen Menschen, einschließlich der Beziehungen zu Vertretern der Gesundheitsberufe, viel Verwirrung stiften. Patienten können in einer dogmatischen, misstrauischen oder feindseligen Wahrnehmung von uns gefangen sein, was dazu führen kann, dass sie auf jedes Anzeichen achten, dahingehend, dass wir sie nicht mögen, ihnen wehtun oder sie sogar im Stich lassen wollen (z.B. wenn wir zu spät kommen oder einen Termin absagen müssen). Wenn wir als Therapeuten und Therapeutinnen keine Sprache für solche Fragen haben, können wir am Ende genau das werden, was der Patient oder die Patientin im Behandlungsprozess befürchtet.

Aufgrund der oben erwähnten Störungen in Bezug auf Aspekte des Selbst und der Beziehungen zu anderen Menschen hat der Patient typischerweise Probleme mit seinem Gefühlsleben. Konkret kann es sich dabei um Probleme mit der Beherrschung und Regulierung schwieriger Emotionen handeln, die entstehen, wenn eine negative Sicht auf sich selbst und andere Menschen ein steuernder Faktor ist. Manche Patienten und Patientinnen neigen dazu, sich von schwierigen Emotionen abzukapseln, sodass sie sie nicht fühlen oder „hören" können. Andere neigen vielleicht dazu, gewalttätig zu werden, von ihren Emotionen überwältigt zu sein und mit Aggression, impulsivem, selbstzerstörerischem Verhalten oder Selbstverletzungen zu reagieren. Es kann auch die mangelnde Fähigkeit bestehen, schwierige Emotionen zu erkennen oder unerwünschte Emotionen (z. B. Traurigkeit oder Wut) anzuerkennen, was vielen Psychologen bzw. Psychologinnen und Ärzten bzw. Ärztinnen als Alexithymie bekannt sein dürfte. Letzteres kann dazu führen, dass sich die Patienten und Patientinnen der Gedanken und Gefühle, die hinter ihrem destruktiven Verhalten stehen, nicht bewusst sind oder dass sie Schwierigkeiten haben, die eigenen emotionalen Zustände auf gesunde Weise auszudrücken. Solche Aspekte einer gestörten Persönlichkeitsentwicklung tragen dazu bei, die Probleme von Patienten und Patientinnen aufrechtzuerhalten und die Behandlung im Allgemeinen zu erschweren und zu verkomplizieren.

**Abstimmung auf die therapeutische Ausrichtung**

Die natürlichen Verflechtungen zwischen dem Selbst und dem zwischenmenschlichen Funktionieren werden für viele Kliniker und Klinikerinnen offensichtlich sein. Psychodynamische Therapeuten und Therapeutinnen denken vielleicht an verinnerlichte Modelle von sich selbst und anderen (z. B. Objektbeziehungen), während die Vertreter und Vertreterinnen der kognitiven Verhaltenstherapie dies mit den Annahmen der Patienten und Patientinnen über sich selbst und andere in Verbindung bringen. So kann ein Patient oder eine Patientin beispielsweise negative Überzeugungen über sich selbst haben („Ich bin minderwertig und dumm"), die sich auf die zwischenmenschliche Ebene auswirken („Ich muss andere Menschen meiden, damit sie nicht merken, wie nutzlos ich bin"). Daher ist davon auszugehen, dass eine kognitive Verhaltenstherapie, die darauf abzielt, die negativen Kernüberzeugungen von Patienten und Patientinnen zu ändern, sowohl ein gesünderes Selbst als auch ein besseres zwischenmenschliches Funktionieren fördern kann. In ähnlicher Weise arbeitet die Mentalisierungsbasierte Therapie (MBT) daran, die Fähigkeit der Patienten und Patientinnen zu stärken, mentale Zustände bei sich selbst und anderen zu verstehen. Die Schematherapie (ST) kann sich auf früh entwickelte Schemata in Bezug auf sich selbst (z. B. „Ich bin fehlerhaft") und andere Menschen (z. B. „Andere werden mich enttäuschen oder schlecht behandeln") sowie auf verschiedene Selbstzustände („Modi") konzentrieren. In der emotionsfokussierten Therapie liegt der Schwerpunkt auf den

Emotionen als Schlüssel zum Selbstverständnis und den Mustern der zwischenmenschlichen Interaktion. In der intensiven psychodynamischen Kurzzeittherapie werden in der Regel Ängste vor inneren Konflikten und Emotionen (Aspekte des Selbst) sowie vor Beziehungen und Intimität (zwischenmenschliches Funktionieren) behandelt. Schließlich können die Vertreter der Dialektisch-Behavioralen Therapie ähnliche Prozesse fördern, indem sie an der Selbstregulierung und den Beziehungsfähigkeiten der Patienten und Patientinnen arbeiten.

### Schweregrad der Probleme

Persönlichkeitsfunktionen können sowohl als gut funktionierend als auch als dysfunktional bewertet werden, sodass wir den Grad der Persönlichkeitsfunktion der Patienten und Patientinnen auf einem Kontinuum von gesunder Funktion bis zu schwergradiger Persönlichkeitsstörung bestimmen können (siehe Tabelle 2-2). Diese Schweregrade sind oft ein guter Hinweis auf die Intensität und das Ausmaß der einzuleitenden Behandlung, die wir später ausführlicher erörtern werden (siehe Kapitel 6).

**Tabelle 2-2:** Funktionsniveaus der Persönlichkeit

| Schweregrade | Beispiele für spezifische Beeinträchtigungen des Selbstwertgefühls und des Verständnisses für andere |
|---|---|
| Gesunde Funktion | Es besteht ein stabiles und positives Selbstwertgefühl und ein umfassendes und genaues Verständnis für die Erfahrungen anderer. |
| Persönlichkeitsproblematik | Das Selbstwertgefühl ist manchmal durch eine verzerrte Sichtweise auf sich selbst gekennzeichnet, während die Fähigkeit, die Erfahrungen anderer realistisch zu verstehen, etwas problematisch sein kann. |
| Leichtgradige Persönlichkeitsstörung | Das Selbstwertgefühl ist anfällig (z.B. durch Schwierigkeiten, sich von Erfahrungen zu erholen, bei denen das Selbstwertgefühl verletzt wurde), während die Fähigkeit, die Erfahrungen anderer zu verstehen, beeinträchtigt ist. |
| Mittelgradige Persönlichkeitsstörung | Erhebliche Probleme, ein stabiles positives Selbstwertgefühl aufrechtzuerhalten (z.B. eine unrealistisch negative oder positive Sichtweise von sich selbst), während die Fähigkeit, die Erfahrungen anderer zu verstehen, erheblich beeinträchtigt ist. |
| Schwergradige Persönlichkeitsstörung | Schwerwiegende Probleme bei der Regulierung des Selbstwertgefühls (z.B. Selbstverachtung oder Grandiosität), während die Fähigkeit, die Erfahrung oder Motivation anderer zu berücksichtigen und zu verstehen, deutlich beeinträchtigt ist. |

### Persönlichkeitsmerkmale und -muster

Während die Funktionseinschränkungen der Persönlichkeit auf den Gesamtschweregrad der Schwierigkeiten eines Patienten oder einer Patientin hinweisen, kann man sagen, dass die spezifische Kombination von Persönlichkeitsmerkmalen die individuelle Ausprägung dieser Schwierigkeiten darstellt. Persönlichkeitsmerkmale beschreiben wesentliche Aspekte des Grundtemperaments des Patienten und der Patientin. So spiegeln sich beispielsweise normale Introvertiertheit und Extrovertiertheit in einem hohen oder niedrigen Maß an Distanziertheit wider, während eine natürliche Empfindsamkeit und Sensibilität unter Negativer Affektivität zum Ausdruck kommen. Da es sich jedoch um eine Persönlichkeitspathologie handelt, konzentriert sich die ICD-11 ausschließlich auf die Betonung der maladaptiven Ausprägung des Persönlichkeitsstils. Es besteht auch kein Zweifel daran, dass diese maladaptiven Ausprägungen von Persönlichkeitsmerkmalen auch dysfunktionale Bewältigungsmuster widerspiegeln, wie z. B. ausgeprägten Rückzug (z. B. Vermeidung von Kritik anderer) und Perfektionismus (z. B. Überkompensation von Minderwertigkeit). Es macht also einen erheblichen Unterschied, ob ein Patient bzw. eine Patientin mit einer mittelgradigen Persönlichkeitsstörung durch Negative Affektivität und Distanziertheit (z. B. übermäßig ängstlich, gehemmt und vermeidend) oder Dissozialität und Enthemmung (z. B. egozentrisch, dominant und rücksichtslos) gekennzeichnet ist. Diese beiden unterschiedlichen Kombinationen von Merkmalsbereichen spiegeln verschiedene Arten von Problemen wider und weisen auf unterschiedliche Interventionen hin. Wie wichtig es ist, die betreffenden Merkmalsbereiche zu spezifizieren, wird noch deutlicher, wenn man sich mit den spezifischen Problemen befasst, die auf jeden Merkmalsbereich zutreffen. Wie in Anhang B des Buches beschrieben, können die verschiedenen Facetten der Merkmalsdomänen mit dem Fünf-Faktoren-Inventar für ICD-11 (FFiCD; Oltmanns & Widiger, 2020) oder einem spezifischen Bewertungsschlüssel für das *Personality Inventory for DSM-5* (PID-5; Bach et al., 2017; Sellbom et al., 2020) systematisch abgebildet werden. Zusätzlich zu den fünf Merkmalsdomänen beschreibt die FFiCD auch 20 zugrundeliegende Facetten und 47 Nuancen. So können beispielsweise Facetten aus den Bereichen Negative Affektivität (z. B. Scham), Anankasmus (z. B. Perfektionismus) und Dissozialität (z. B. Selbstbezogenheit) sowie Nuancen wie Trennungsangst, Rigidität und Egozentrik den Klinikern und Klinikerinnen dabei helfen, eine möglichst gute Allianz mit Patienten und Patientinnen herzustellen und zu erkennen, was sie als Therapeuten und Therapeutinnen erwarten können.

### Klinische Anwendung von Persönlichkeitsfunktionen und -merkmalen

Obwohl Persönlichkeitsmerkmale individuelle Ausprägungen beschreiben, reichen sie nicht aus, um ein klinisch nützliches Abbild der Persönlichkeitsstörung der Patienten und Patientinnen zu erstellen. Persönlichkeitsmerkmale beschreiben wesentliche Aspekte dessen, was wir sind und wie wir uns verhalten, aber sie erklären nicht, warum wir so handeln, wie wir es tun. So wurde beispielsweise angenommen, dass der berüchtigte amerikanische Serienmörder Ted Bundy durch Persönlichkeitsmerkmale wie Dissozialität, Anankasmus und Negative Affektivität gekennzeichnet war (Samuel & Widiger, 2007). Das gleiche Muster kennzeichnet auch viele erfolgreiche Politiker (Scott & Medeiros, 2020).

Daher müssen wir auch Schlüsselaspekte der Persönlichkeitsfunktion verstehen, wie die Fähigkeit, die Perspektive anderer wahrzunehmen und zu würdigen, die Fähigkeit, enge und für beide Seiten befriedigende Beziehungen aufzubauen und aufrechtzuerhalten, und die Fähigkeit, angemessene Ziele auszuwählen, zu planen und zu verwirklichen. Die Funktionsweise der Persönlichkeit ist daher der Ausgangspunkt für die Bewertung, Diagnose und Klassifizierung von Persönlichkeitsstörungen, während die Merkmalsdomänen lediglich eine fakultative Spezifizierung dieser Funktionsweise darstellen.

Bei der Persönlichkeit geht es im Wesentlichen um Fragen wie „Wer bin ich?“ und „Wie möchte ich mein Leben mit anderen gestalten?“. Diese Fragen sind dynamisch und machen nur aus einer Entwicklungsperspektive Sinn. Zu einer Persönlichkeitsstörung kommt es, wenn die „Beantwortung“ der oben genannten Fragen im Leben kontinuierlich problematisch ist. Das Wesen dieses Problems liegt in der Persönlichkeitsfunktion selbst und nicht in der Merkmalsbeschreibung. Persönlichkeitsmerkmale zeigen sich schon sehr früh bei Kindern, auch, wenn wir hier nicht von Persönlichkeitsstörungen sprechen.

Wenn wir als Kliniker und Klinikerinnen eine Behandlung planen und Fallformulierungen erstellen, können wir die Persönlichkeitsfunktion von Patienten und Patientinnen als Ausgangspunkt verwenden, um deren Vulnerabilität „von innen“ zu verstehen, während die Persönlichkeitsmerkmale eine eher qualitative Beschreibung dieser Schwierigkeiten und Störungen „von außen“ liefern können. Mit anderen Worten: Die Persönlichkeitsfunktion kann sagen, wie der Patient oder die Patientin im Allgemeinen mit sich selbst und seinen oder ihren Beziehungen „umgeht“, während die Merkmalsbereiche die Störung näher beschreiben, durch die Patienten und Patientinnen auffällig werden.

Neben der Behandlungsplanung und Fallformulierung kann die Bewertung und Klassifizierung der Persönlichkeitsfunktion auch kontinuierlich zur Abbildung des klinischen Fortschritts („Tracking“) eingesetzt werden, während die

Merkmalsdomänen im Laufe der Zeit eher stabil bleiben. Dies liegt daran, dass Persönlichkeitsmerkmale tendenziell widerstandsfähiger gegen Veränderungen sind, da sie bis zu einem gewissen Grad unser biologisches Temperament widerspiegeln, während die Persönlichkeitsfunktionen eher formbar sind (Hopwood et al., 2011; Hopwood et al., 2011; Roche, 2018; Wright et al., 2016).

Beispielsweise kann sich im Laufe oder nach einer längeren Behandlung die Diagnose von einer mittelgradigen Persönlichkeitsstörung in eine leichtgradige Persönlichkeitsstörung verändern, während sowohl Negative Affektivität als auch Vermeidungsverhalten den Patienten oder die Patientin weiterhin kennzeichnen. Als klinisch Tätige sollten wir daher unser Augenmerk darauf richten, die Persönlichkeitsmerkmale der Patienten und Patientinnen zu verstehen und gleichzeitig versuchen, die Gesamtfunktion der Persönlichkeit zu verändern. Das Bild ist jedoch nicht ganz so eindeutig, da bestimmte Aspekte der Merkmalsbereiche auch eingebettete Bewältigungsmuster wie Rückzug (z. B. emotionaler Rückzug) und Anankasmus (z. B. Perfektionismus) widerspiegeln können, was die maladaptiven Merkmalsdomänen formbarer macht, als es bei ähnlichen Merkmalen wie Introversion (z. B. ruhig und introspektiv) und Gewissenhaftigkeit (z. B. sorgfältig) üblich ist. Auf diese Weise können die ICD-11-Eigenschaftsbereiche bis zu einem gewissen Grad durch die therapeutische Arbeit an den dysfunktionalen Bewältigungsstrategien der Patienten und Patientinnen verändert werden.

Insgesamt kann die Bewertung und Klassifizierung des Schweregrads dazu verwendet werden, die Intensität und das Ausmaß der erforderlichen Intervention zu bestimmen, während die Merkmalsbereiche dazu dienen können, den Schwerpunkt und den Stil der Behandlung zu bestimmen. Die Merkmalsdomänen können beispielsweise ein besseres Verständnis der individuellen Auslöser und Stressoren vermitteln, die die Probleme bei Patienten und Patientinnen provozieren und verstärken können (z. B. Negative Affektivität in Form von Misstrauen und emotionaler Labilität), und damit auch Hinweise darauf geben, wie Praktizierende mit den Patienten und Patientinnen interagieren und die bestmögliche Beziehung zu ihnen aufbauen können. Ausführlichere Hinweise zur klinischen Arbeit finden Sie in Kapitel 6.

## 2.2 Allgemeine Diagnosebedingungen

Der erste und wichtigste Punkt, den wir als Kliniker und Klinikerinnen berücksichtigen müssen, ist, ob die allgemeinen diagnostischen Bedingungen für eine Persönlichkeitsstörung zutreffen. Es sei darauf hingewiesen, dass die allgemeine Feststellung, ob eine Persönlichkeitsstörung vorliegt, eine kategoriale Entscheidung bleibt, wobei die allgemeine Kategorisierung selbst keinen Hinweis auf den Schweregrad der Störung gibt. Im Folgenden werden die notwendigen und wesentlichen Merkmale (Bedingungen) einer Persönlichkeitsstörung stichpunktartig beschrieben:

- Eine anhaltende Störung, die durch Probleme in der Funktionsweise von Aspekten des Selbst (z. B. Identität, Selbstwert, Genauigkeit der Selbsteinschätzung, Selbststeuerung) und/oder zwischenmenschliche Störungen (z. B. die Fähigkeit, enge und für beide Seiten befriedigende Beziehungen aufzubauen und aufrechtzuerhalten, die Fähigkeit, die Sichtweise anderer zu verstehen und mit Konflikten in Beziehungen umzugehen) gekennzeichnet ist (siehe Kapitel 3).
- Die Störung besteht über einen längeren Zeitraum (z. B. zwei Jahre oder länger).
- Die Störung äußert sich in kognitiven Mustern, emotionalen Erfahrungen, emotionalen Äußerungen und Verhaltensweisen, die maladaptiv sind (z. B. unflexibel oder schlecht reguliert).
- Die Störung manifestiert sich in vielen unterschiedlichen persönlichen und sozialen Situationen (d. h., sie ist nicht auf bestimmte Beziehungen oder soziale Rollen beschränkt), auch wenn sie in bestimmten Situationen häufiger auftritt als in anderen.
- Die Symptome können nicht durch die unmittelbare Wirkung eines Medikaments oder einer Substanz erklärt werden, einschließlich der Entzugssymptome, und lassen sich nicht besser durch eine andere psychische oder Verhaltensstörung, eine Erkrankung des Nervensystems oder einen anderen medizinischen Zustand erklären.
- Die Störung ist mit erheblichem Leidensdruck oder einer erheblichen Beeinträchtigung der persönlichen, familiären, sozialen, schulischen, beruflichen oder sonstiger wichtiger Funktionen verbunden.
- Eine Persönlichkeitsstörung sollte nicht diagnostiziert werden, wenn die Verhaltensmuster, die die Persönlichkeitsprobleme kennzeichnen, entwicklungsmäßig altersgemäß sind (z. B. Probleme im Zusammenhang mit der Identitätsbildung in der frühen Adoleszenz) oder in erster Linie durch soziale oder kulturelle Faktoren, einschließlich sozialpolitischer Konflikte, erklärt werden können.

Für Kliniker und Klinikerinnen ist ein guter Hinweis auf eine mögliche Persönlichkeitsstörung oft, wenn Patienten und Patientinnen über einen langen Zeitraum und in einem Ausmaß, das sie in seinem Handeln behindert hat, in verschiedenen Situationen Schwierigkeiten hatten. Vielleicht hat sich die Person schon immer minderwertig gefühlt, solange sie sich erinnern kann, oder sie hatte immer viele Konflikte mit anderen.

Neu an der ICD-11 ist, dass die bestehenden Schwierigkeiten nicht notwendigerweise seit der Kindheit oder frühen Adoleszenz stabil vorhanden sein müssen, solange diese im Allgemeinen über einen längeren Zeitraum hinweg vorhanden waren. Dadurch ist es möglich, die Diagnose in einem späteren Alter zu stellen (Late-onset-Persönlichkeitsstörung), auch wenn in der Kindheit und Jugend keine signifikante Störung festgestellt werden kann. Andererseits sind in der Regel schon früher im Leben in gewissem Umfang maladaptive oder dysfunktionale Muster aufgetreten.

Bei der Beurteilung von dysfunktionalen Mustern in der Kognition, im Gefühlsleben und im Verhalten müssen unbedingt die in Tabelle 3-1 (siehe Kapitel 3) aufgeführten Bereiche berücksichtigt werden, die die Grundlage für die Diagnosestellung und die Bestimmung des Schweregrads der Diagnose bilden. Gleichzeitig ist es jedoch wichtig zu betonen, dass man sich nicht blind auf die schriftlichen Diagnosedefinitionen verlassen sollte, sondern sich daran erinnern sollte, dass diese Beschreibungen dazu da sind, dem Kliniker bzw. der Klinikerin bei der Beurteilung zu helfen, wobei die Persönlichkeit immer in einem Kontext gesehen werden muss. Die kontextuellen Aspekte geben also Aufschluss darüber, inwieweit die Person in der Lage ist, sich an wechselnde Kontexte und Anforderungen anzupassen. Dabei geht es weniger um den spezifischen Inhalt, wie z. B. das Erkennen von Minderwertigkeitsgefühlen, als vielmehr um die Tatsache, dass ein bestimmtes Thema allgegenwärtig ist und nicht wesentlich von spezifischen Umständen beeinflusst wird. Wir sprechen oft von einer Starrheit der gestörten Persönlichkeit, die im Gegensatz zu der Flexibilität steht, die bei Menschen mit einer gesunden, funktionierenden Persönlichkeit oft vorhanden ist. Wenn die Persönlichkeitsprobleme nur in sehr begrenzten Zusammenhängen auftreten und von kurzer Dauer sind, weist die ICD-11 eindeutig darauf hin, dass Kliniker und Klinikerinnen dann überlegen müssen, ob es sich eher um eine mehr oder weniger normale Reaktion auf die gegebenen Umstände handelt. In solchen Fällen ist es wichtiger, sich an den spezifischen Schwierigkeiten zu orientieren, die in Beziehungen und Situationen auftreten, als eine Diagnose zu stellen.

Die allgemeinen Bedingungen enthalten auch einige Ausschlussklauseln, um sicherzustellen, dass keine Fehldiagnose gestellt wird, wenn ein bestimmtes Symptommuster vollständig durch andere Erkrankungen erklärt oder ausschließlich auf andere Diagnosen zurückgeführt werden kann. Schließlich muss ein erheblicher Leidensdruck und/oder eine psychosoziale Beeinträchtigung vorliegen, bevor überhaupt eine Diagnose gestellt werden kann. Sobald Kliniker und Klinikerinnen der Meinung sind, dass eine Person die allgemeinen Bedingungen zu erfüllen scheint, besteht der nächste Schritt im Prozess darin, den Schweregrad zu bestimmen, wobei

Tabelle 3-1 (siehe Kapitel 3) als Ausgangspunkt dient, kombiniert mit spezifischen Definitionen und Beispielen für die verschiedenen Schweregrade (siehe Kapitel 4).

**Abgrenzung der Persönlichkeitsstörung von der Persönlichkeitsproblematik**
Im Grunde genommen können Kliniker und Klinikerinnen die Beschreibung der leichtgradigen Persönlichkeitsstörung als Richtschnur dafür betrachten, wann eine Persönlichkeitsstörung vorliegen könnte, da die Persönlichkeitsproblematik zumindest leichtgradig sein muss, damit die Diagnose gestellt werden kann. Manchmal kann es schwierig sein, festzustellen, ob es sich überhaupt um eine Persönlichkeitsstörung handelt oder nur um subdiagnostische Persönlichkeitsstörungen, die in der Bevölkerung und nicht zuletzt bei unseren Patienten und Patientinnen recht häufig vorkommen. Tatsächlich deuten Forschungsergebnisse darauf hin, dass nur eine Minderheit von etwa 15% der Allgemeinbevölkerung überhaupt keine Persönlichkeitsprobleme hat (Yang et al., 2010). Eine ausführlichere Beschreibung der ICD-11-Definition von subdiagnostischen Persönlichkeitsstörungen finden Sie in Kapitel 4.

Eine einfache Faustregel sind die drei „p", die sich im Englischen auf *pathological* (dysfunktional), *persistent* (anhaltend) und *pervasive* (durchdringend) beziehen. Diese drei charakteristischen Aspekte können Kliniker und Klinikerinnen bei der Beurteilung der Frage leiten, ob Persönlichkeitsstörungen eher normal als abnormal, eher adaptiv als maladaptiv, eher periodisch (*state*) als gewohnheitsmäßig (*trait*) und eher kontextabhängig als durchdringend sind. Gleichzeitig sollten Kliniker und Klinikerinnen nie vergessen, dass subdiagnostische Persönlichkeitsproblematiken eine erhebliche klinische und prognostische Bedeutung haben können (Karukivi et al., 2017).

## 2.3 Differenzialdiagnostik

Die Persönlichkeitsstörung ist bisweilen ein differentialdiagnostisches Minenfeld, in dem man sehr leicht in die Irre gehen und eine gründliche diffenzialdiagnostische Abgrenzung vornehmen sollte, z.B. zu dem schizophrenen Spektrum (Zandersen & Parnas, 2019), dem Autismus-Spektrum (Rinaldi et al., 2021), ADHS (Tiger et al., 2022), der bipolaren Störung Typ II (Smith et al., 2004) und nicht zuletzt der komplexen PTBS (Felding et al., 2021). Es besteht auch traditionell kein Konsens darüber, ob eine Persönlichkeitsstörung gleichzeitig mit einer anderen „schweren" Störung wie bspw. einer Schizophrenie diagnostiziert werden sollte (Simonsen & Newton-Howes, 2018). Im Folgenden werden wir die wichtigsten differenzialdiagnostischen Überlegungen auf der Grundlage der Leitlinien hervorheben, die nun offiziell in der ICD-11 erscheinen.

Im Allgemeinen können eine Reihe verschiedener psychischer Störungen durch anhaltende Störungen der Kognition, des emotionalen Erlebens und des Verhaltens gekennzeichnet sein, die sich in persönlichen und sozialen Situationen manifestieren und mit erheblichen Beeinträchtigungen von Aspekten des Selbst (z. B. Selbstwertgefühl und Selbststeuerung) und/oder zwischenmenschlichen Störungen (z. B. der Fähigkeit, enge und für beide Seiten befriedigende Beziehungen einzugehen und aufrechtzuerhalten, die Sichtweise anderer zu verstehen und mit Konflikten in Beziehungen umzugehen) einhergehen. Personen mit diesen Störungen können also auch die diagnostischen Kriterien für eine Persönlichkeitsstörung erfüllen. Aber halten wir an dieser Stelle inne und ziehen keine voreiligen Schlüsse. Im Allgemeinen sollte bei Personen mit solchen Störungen keine weitere Diagnose für eine Persönlichkeitsstörung gestellt werden, es sei denn, es liegen erhebliche Hinweise auf eine Persönlichkeitsstörung vor, die nicht auf die betreffende Störung zurückgeführt werden können, oder die über das hinausgehen, was man bei der fraglichen Störung erwarten würde. So weit, so gut!

Wie bereits beschrieben, hat die ICD-11 auf wissenschaftlicher Grundlage die strenge kriteriengestützte Diagnostik mit pseudogenauen Schwellenwerten abgeschafft. Das bedeutet, dass in einer klinischen Realität, die durch Komplexität und Nuancierung gekennzeichnet ist, mehr Raum für professionelles Urteilsvermögen geschaffen wird. Die ICD-11 stellt somit klar, dass es auch dann, wenn die oben genannten Prämissen nicht zutreffen, spezifische Situationen geben kann, in denen eine zusätzliche Diagnose einer Persönlichkeitsstörung gerechtfertigt sein kann. Dies kann zum Beispiel der Fall sein, wenn ein Patient oder eine Patientin derartig beurteilt wird, dass er von einer spezifischen Behandlung , die eine Diagnose einer Persönlichkeitsstörung voraussetzt, profitieren würde.

Mit anderen Worten: Die Vision der WHO, Leiden zu lindern, ist ein Faktor, der sich in der Praxis über die allgemeinen Vorschriften hinwegsetzen und diese gewissermaßen „außer Kraft setzen“ kann, wodurch ein größerer differentialdiagnostischer Spielraum entsteht. Aber hier ist natürlich eine solide Kenntnis der Symptome, Merkmale und häufig auftretenden Prozesse der anderen psychischen Störungen entscheidend, bevor entschieden werden kann, ob die Probleme tatsächlich auf eine Persönlichkeitsstörung zurückzuführen sind, oder ob eine Behandlung als sinnvoll erachtet wird. Letzteres kann z. B. bei Personen der Fall sein, bei denen eine rezidivierende Depression diagnostiziert wurde und bei denen mehrere Behandlungsformen ohne ausreichende Wirkung ausprobiert worden sind. In diesem Fall kann unserer Einschätzung nach aus Rücksicht auf Patienten und Patientinnen die Diagnose einer Persönlichkeitsstörung bei einer Person mit subdiagnostischen Schwierigkeiten gestellt werden, wenn die Diagnose dazu beitragen kann, dass die Person einen entsprechenden Behandlungsplan erhält.

Im Folgenden werden die wichtigsten differentialdiagnostischen Überlegungen zu Autismus-Spektrum-Störung, Schizotypie, bipolarer Störung, komplexer PTBS, sekundärer Persönlichkeitsstörung, ADHS, dissoziativer Identitätsstörung, Dysthymie, Trennungsangst, Zwangsstörung, dissozialer Verhaltensstörung, Substanzmissbrauch und -abhängigkeit sowie Impulskontrollstörungen im Allgemeinen in der angegebenen Reihenfolge dargestellt.

### Autismus-Spektrum-Störung (ASS)

Menschen mit (ASS) können Schwierigkeiten haben, Beziehungen aufzubauen und aufrechtzuerhalten, sowie Probleme bei der Identitäts- und Emotionsregulierung, die den Schwierigkeiten bei Persönlichkeitsstörungen ähneln. Bei Menschen mit ASS ist dies in der Regel auf eine sensorische Überempfindlichkeit zurückzuführen, oft in Kombination mit einem mangelhaften Sinn für soziale Kommunikation und soziale Interaktion (z.B. Entschlüsselung sozialer Interaktion), während bei Menschen mit Persönlichkeitsstörung ein höheres Maß an verminderter Frustrationstoleranz, schlechter Konfliktbewältigung und Angst vor Ablehnung oder Verlassenheit vorliegen kann. Im Folgenden werden diese Unterschiede und Gemeinsamkeiten für differenzialdiagnostische Überlegungen näher erläutert (Bach & Vestergaard, 2023).

Viele Menschen mit Autismus und normalen intellektuellen Fähigkeiten können aufgrund von Anpassungsfähigkeit, Überkompensation und „Maskierung" von Schwierigkeiten eine unauffällige Erziehung und Schulbildung genossen haben. Aufgrund der sensorischen Überempfindlichkeit gegenüber Geräuschen, Licht, Geruch, Textur, Temperatur und Stimmung in Verbindung mit unvermeidlichen Misserfolgserlebnissen (z.B. Mobbing aufgrund von Missverständnissen in der Kommunikation mit Klassenkameraden und -kameradinnen und unklaren Umweltanforderungen) häufen sich jedoch im Laufe der Zeit psychische Belastungen, die zu einem Muster von Zusammenbrüchen und psychischen Störungen führen. Persönlichkeitsstörungen und ASS ähneln sich insofern, als sich beide Störungen typischerweise in der Pubertät manifestieren, und bei beiden Diagnosen treten häufig Ängste, Depressionen, Selbstverletzungen und Essstörungen gleichzeitig auf. Bei einer ASS stehen die Symptome eher im Zusammenhang mit der Empfindlichkeit gegenüber Sinneseindrücken und Veränderungen (Jadav & Bal, 2022), und das selbstschädigende Verhalten wird eher durch angesammelten Stress ausgelöst, der zu einem „Zusammenbruch" geführt hat.

Menschen mit einer Persönlichkeitsstörung haben typischerweise Vernachlässigung oder Missbrauch in ihrer Kindheit erlebt, sodass sie eine erhöhte Sensibilität oder Empfindlichkeit für Anzeichen von Ablehnung, Verlassenheit oder Beleidigungen haben können. Solche ungünstigen Kindheitserfahrungen können auch für Menschen mit ASS charakteristisch sein, da sie wiederholt die Erfahrung gemacht haben, missverstanden zu werden, ausgenutzt zu werden oder „Zusammenbrüche" zu erleiden, während sie sich gleichzeitig sozial ausgeschlossen und entfremdet fühlen.

Sowohl bei ASS als auch bei Persönlichkeitsstörungen gibt es Beispiele für Hypomentalisierung (zu wenig in soziale Interaktionen hineinlesen und die Perspektive anderer nicht verstehen) und Hypermentalisierung (zu viel in soziale Situationen hineinlesen und zu viel über die Perspektive anderer nachdenken). Bemerkenswerterweise kann Hypermentalisierung bei Mädchen oder Frauen mit ASS sehr verbreitet sein, die ihre Schwierigkeiten während des gesamten Lebens kompensiert und maskiert haben, indem sie der Entschlüsselung von Interaktionen und sozialen Informationen besondere Aufmerksamkeit geschenkt haben (Isaksson et al., 2019; Vegni et al., 2021), was letztlich zu Burnout, Zusammenbruch, Selbstverletzung und suizidalem Verhalten führen kann. Dies kann der emotionalen Dysregulation und Selbstverletzung ähneln, die häufig bei Persönlichkeitsstörungen auftritt (Arnold et al., 2023; Darling Rasmussen, 2022). Kliniker und Klinikerinnen sollten sich daher besonders bewusst sein, dass Personen mit ASS in vielen Kontexten oft unauffällig agieren können, indem sie die Störung in einem solchen Ausmaß maskieren und tarnen, dass sie „unter dem Radar" verschwindet und von Fachleuten übersehen wird (Bradley et al., 2021).

Menschen mit ASS können eine Form von sozialer Naivität und ein buchstäbliches Verständnis der Aussagen anderer Menschen aufweisen, was dazu führt, dass sie ausgenutzt oder unterdrückt werden, was mit einigen der zwischenmenschlichen Probleme verwechselt werden kann, die bei Persönlichkeitsstörungen auftreten. Die wiederholte Erfahrung, von anderen ausgenutzt, getäuscht und lächerlich gemacht zu werden, kann auch zu einem Muster von Vertrauensproblemen und Rückzug führen, das auch bei einer Persönlichkeitsstörung zu beobachten ist.

Wie bereits erwähnt, können insbesondere Mädchen und Frauen mit ASS im Kontakt unnahbar erscheinen, weil sie ihr ganzes Leben lang eine „Maskierung" praktizieren, die sich letztlich nachteilig auf ihre psychische Gesundheit auswirken und zu wiederholten schweren Stressreaktionen mit vorübergehenden psychotischen Episoden führen kann, die auch bei schwergradigen Persönlichkeitsstörungen zu beobachten sind. Darüber hinaus sind diese Mädchen und Frauen so sehr darauf bedacht, sich ihrer Umgebung anzupassen („Chamäleon-Verhalten"), dass es ihnen schwerfallen kann, ihre eigene Rolle und Identität im Leben zu finden, was wiederum mit den tiefgreifenderen Identitätsproblemen verwechselt werden kann, die häufig für eine Persönlichkeitsstörung charakteristisch sind. Schließlich ist bei Menschen mit ASS häufig ein starres und kategorisches Denken vorhanden, das mit dem Schwarz-Weiß-Denken verwechselt werden kann, das bei Persönlichkeitsstörungen häufig auftritt.

Im Gegensatz zu den Rollen- und Identitätsproblemen, die bei Menschen mit ASS auftreten können, sind Identitätsprobleme bei Persönlichkeitsstörungen tiefgreifender, wobei sich Interessen, Werte und Ziele deutlich verschieben. So kann eine Person mit einer Persönlichkeitsstörung die Interessen anderer übernehmen, um deren Zustimmung zu gewinnen, während Menschen mit ASS in der Regel kompromisslos an ihren eigenen Interessen und Werten festhalten. Letzteres kann es jedoch schwierig machen, eine ASS von einer Persönlichkeitsstörung mit vorherrschendem Anankasmus zu unterscheiden, bei der die Selbststeuerung auch unflexibel. Schließlich wird die ASS hauptsächlich als angeboren betrachtet und manifestiert sich daher in der Regel spätestens in der Kindheit oder frühen Jugend, während die Persönlichkeitsstörung nicht angeboren ist und in der Regel erst im Jugendalter auftritt.

Zusammenfassend lässt sich sagen, dass es schwierig sein kann, ASS und Persönlichkeitsstörung voneinander zu unterscheiden, da beide Diagnosen einen durchdringenden und anhaltenden Charakter haben, der sich auf Aspekte des Selbst und der zwischenmenschlichen Funktionsweise bezieht. Menschen mit ASS zeichnen sich jedoch dadurch aus, dass sie Wahrnehmungsstörungen haben (zu viel oder zu wenig wahrnehmen), selbststimulierendes Verhalten („Stimming“, *self-stimulatory behavior*) zeigen, kompromisslos ehrlich sind, auch wenn es nicht förderlich ist, besondere Interessen haben, dazu neigen, Sarkasmus und Ironie misszuverstehen, Blickkontakt als unnatürlich oder anstrengend empfinden, ein hohes Bedürfnis nach Alleinsein nach sozialen Kontakten haben („Downtime“) und häufig eine nachahmende oder neutrale Mimik verwenden. Entscheidend ist, dass Menschen mit ASS oft hartnäckige, eingeschränkte, sich wiederholende und unflexible Verhaltensmuster, Interessen oder Aktivitäten haben, die seit ihrer Kindheit vorhanden sind. Es sollte jedoch beachtet werden, dass diese Interessen und Muster weniger ausgeprägt sein oder normal und sozial akzeptabel erscheinen können, insbesondere bei Mädchen (z.B. Pferde, Fantasyliteratur, Film, Kleidungsdesign, Psychologie, soziale Beziehungen), weshalb es wichtig ist, zu ermitteln, wie diese Interessen funktionieren und welche Qualität und Intensität sie haben. Wenn die diagnostischen Bedingungen für ASS erfüllt sind, hat diese Diagnose immer Vorrang vor einer Persönlichkeitsstörung und „überlagert“ diese.

Wie bei den anderen ICD-11-Diagnosen kann es jedoch klinische Umstände geben, unter denen es sinnvoll ist, die Diagnose durch eine Persönlichkeitsstörung zu ergänzen. So wie Menschen außerhalb des Autismus-Spektrums eine Persönlichkeitsstörung entwickeln können, können natürlich auch Menschen innerhalb des Autismus-Spektrums eine Persönlichkeitsstörung entwickeln.

**Schizotype Störung**

Wie die Persönlichkeitsstörung ist auch die schizotype Störung durch eine dauerhafte Störung in der Art und Weise gekennzeichnet, wie Betroffene sich selbst, andere Menschen und die Welt interpretieren und erleben, was zu maladaptiven emotionalen Äußerungen und Verhaltensmustern mit erheblichen Auswirkungen führt und funktionelle Probleme zur Folge haben kann (z.B. selbstbezogene, ängstliche und misstrauische Vorstellungen mit Tendenz zum sozialen Rückzug).

Es ist jedoch wichtig, dass bei Personen mit einer schizotypen Störung nicht gleichzeitig eine Persönlichkeitsstörung aufgrund von Problemen diagnostiziert wird, die ausschließlich eine Folge der Symptome der schizotypen Störung sind. Wenn zusätzliche problematische Aspekte der Persönlichkeitsstörung vorhanden sind (z.B. die Tendenz, anderen zu schaden oder sich anderen in schädlicher Weise zu unterwerfen) und zu erheblichen Problemen im zwischenmenschlichen Bereich beitragen, kann es manchmal angemessen sein, auch eine Persönlichkeitsstörung zu diagnostizieren. Dies ist z.B. der Fall, wenn man der Meinung ist, dass die Person von einem Behandlungsprogramm profitieren könnte, das auf Menschen mit einer Persönlichkeitsstörung zugeschnitten ist. Es muss jedoch eingeräumt werden, dass es in der klinischen Realität immer Grauzonen geben wird und dass die ICD-11 somit auch verdeutlicht, dass Menschen mit einer schwergradigen Persönlichkeitsstörung in einigen Fällen ein sehr exzentrisches Selbstbild haben können, ohne die diagnostischen Kriterien für eine schizotype Störung zu erfüllen. Siehe auch die Beschreibung der Fähigkeiten des Selbst in Kapitel 3, wo eine Unterscheidung zwischen Identitätsstörung und schizophreniformer Selbststörung getroffen wird (Zandersen & Parnas, 2018).

**Bipolare Störung und Zyklothymie**

Wie die Persönlichkeitsstörung kann auch die bipolare Störung Typ II impulsives Verhalten (z.B. Impulskäufe oder impulsive sexuelle Handlungen) und instabile oder schwankende Affektzustände beinhalten. Die Persönlichkeitsstörung geht jedoch nicht mit depressiven, hypomanischen, manischen oder gemischten Episoden einher. Darüber hinaus sind Affektlabilität und Impulsivität bei einer Persönlichkeitsstörung häufig eine Reaktion auf bestimmte Umstände (z.B. eine verzweifelte, affektgesteuerte und impulsive Reaktion auf die Erfahrung, verletzt zu werden, oder die Angst, verlassen zu werden). Darüber hinaus können die manischen Symptome eines gesteigerten Selbstbewusstseins leicht mit einem übermäßigen positiven Selbstwertgefühl und einer Selbstüberschätzung bei einer Persönlichkeitsstörung verwechselt werden. Ebenso kann rücksichtsloses, risikofreudiges Verhalten der Manie leicht mit einer Persönlichkeitsstörung mit vorherrschender Dissozialität und Enthemmung verwechselt werden. Manische und hypomanische Episoden sind weniger reaktiv oder zwischenmenschlich geprägt und eher Symptome, die unabhängig von den unmittelbaren Lebensumständen der Person ausgelöst werden. Allgemeine Belastungen (z.B. Schlafmangel und Stress) sind jedoch häufig Faktoren, die zu einer manischen Episode beitragen. Schließlich erlaubt die ICD-11 auch die Angabe von „Rapid Cycling", bei dem die Stimmung im Laufe eines Tages zwischen Depression und Hypomanie wechseln kann, was manchmal mit der Affektlabilität bei Persönlichkeitsstörungen verwechselt werden kann. Das Gleiche gilt für die Zyklothymie, bei der die affektive Instabilität eine geringere Intensität aufweist als bei der bipolaren Störung. Letztendlich ist es nicht verwunderlich, dass die Differenzialdiagnose hier schwierig ist, da die zyklothyme Störung traditionell als zyklothyme Persönlichkeitsstörung nach ICD-7 bis -9 kategorisiert wird (Pull, 2014).

Es sollte jedoch auch betont werden, dass eine Persönlichkeitsstörung und eine bipolare Störung relativ häufig gemeinsam auftreten (25–40%; Sletved et al., 2023). Daher können beide Diagnosen gleichzeitig gestellt werden, wenn die diagnostischen Voraussetzungen erfüllt sind. Dies gilt auch für die Zyklothymie. Es wird jedoch empfohlen, die Symptome einer Persönlichkeitsstörung soweit wie möglich zu untersuchen, solange sich der Patient oder die Patientin nicht in einer manischen oder schwergradigen depressiven Episode befindet.

### Komplexe PTSD

Wie die Persönlichkeitsstörung ist auch die komplexe PTBS durch eine tiefgreifende Störung in der Art und Weise gekennzeichnet, wie die Person sich selbst, andere Menschen und die Welt erlebt, was sich in maladaptiven Denkmustern, emotionalem Erleben, emotionalem Ausdruck und Verhalten manifestiert. Insbesondere ist die komplexe PTBS durch eine verzerrte Selbstwahrnehmung (z.B. Schuld, Scham und Minderwertigkeitserleben), Schwierigkeiten mit der Intimität in Beziehungen und affektiver Dysregulation gekennzeichnet. Dies führt unweigerlich zu einer Störung von Aspekten des Selbst (z.B. Selbstwertgefühl) und einer Störung des zwischenmenschlichen Funktionierens (z.B. Vermeidung von Intimität), die sich sowohl als Über- als auch als Unterregulierung von Emotionen äußern können. Viele Personen mit komplexer PTBS erfüllen daher die diagnostischen Kriterien für eine Persönlichkeitsstörung.

Obwohl beide Diagnosen tatsächlich gleichzeitig gestellt werden können, schreibt die ICD-11 vor, dass die Persönlichkeitsstörung nicht besser durch eine andere Störung erklärt werden darf. Wenn Patienten und Patientinnen mit PTBS auch Symptome eines verzerrten Selbstbildes, Probleme mit der Intimität und der Emotionsregulation im Zusammenhang mit den PTBS-Symptomen aufweisen, sollte die Diagnose im Allgemeinen komplexe PTBS und nicht Persönlichkeitsstörung lauten. In manchen Fällen kann es jedoch sinnvoll sein, beide Diagnosen zu stellen, z.B. wenn die Diagnose der Persönlichkeitsstörung relevante Informationen liefert, die von der Diagnose der komplexen PTBS nicht ausreichend abgedeckt werden (z.B. inkohärentes und instabiles Selbstbild mit Schwankungen zwischen unrealistisch positivem oder negativem Selbsterleben) oder definitiv unvereinbar mit der komplexen PTBS ist (z.B. durchsetzungsstarkes oder manipulatives Verhalten). Dies könnte z.B. ein Patient oder eine Patientin mit einem sehr instabilen oder grandiosen Selbstbild sein, das im Allgemeinen nicht auf eine komplexe PTBS zurückzuführen ist. Dasselbe gilt für Fälle, in denen die Persönlichkeitsstörung wahrscheinlich schon vor der Traumatisierung vorhanden war (Felding et al., 2021; Mikkelsen et al., 2022). Es ist auch wichtig zu betonen, dass die Bedingung für die für eine komplexe PTBS erforderliche Dauer nur „einige Wochen mit Symptomen" ist, während sie bei der Persönlichkeitsstörung „zwei Jahre oder mehr" beträgt. Die Probleme, die die Persönlichkeitsstörung kennzeichnen, bestehen also im Vergleich zur komplexen PTBS kontinuierlicher. Zusammenfassend können Kliniker und Klinikerinnen die Faustregel anwenden, dass bei Vorliegen traumatischer Ereignisse und eindeutiger PTBS-Kernsymptome in der Anamnese eine komplexe PTBS generell ausgeschlossen werden sollte, bevor eine Persönlichkeitsstörung diagnostiziert wird. Gleichzeitig ist jedoch anzumerken, dass Traumata sowohl in der Allgemeinbevölkerung als auch insbesondere in psychiatrisch auffälligen Bevölkerungsgruppen sehr häufig vorkommen, weshalb die Kernsymptome der PTBS und ihre Verbindung zum Trauma für die Diagnose entscheidend sind. Eines der Schlüsselsymptome der ICD-11-PTSD-Diagnose ist das Symptom des Wiedererlebens, ein schwer zu fassendes Symptom, bei dem es nicht um die Erinnerung an das Trauma geht, sondern um das unwillkürliche Wiedererleben des Ereignisses oder von Aspekten des Ereignisses in der Gegenwart (Hyland et al., 2021). Schließlich ist es wichtig zu betonen, dass die Nützlichkeit der Diagnose einer zugleich bestehenden Persönlichkeitsstörung in solchen Fällen von der spezifischen klinischen Situation abhängt (z.B. ein verfügbarer Behandlungsansatz für eine Persönlichkeitsstörung, aber nicht für eine komplexe PTBS).

**Sekundäre Persönlichkeitsveränderung**

Die Persönlichkeit ist im Allgemeinen im Laufe der Zeit relativ stabil. Ebenso ist eine Persönlichkeitsstörung oder eine Persönlichkeitsproblematik in der Regel ab dem frühen Erwachsenenalter relativ stabil. Im Gegensatz dazu kann eine sekundäre Persönlichkeitsveränderung nach oder während einer organischen Erkrankung auftreten, die als direkte pathophysiologische Ursache für die Veränderung gilt. Sie äußert sich in neuen oder veränderten Persönlichkeitsmerkmalen, die eine Abweichung vom bisherigen Persönlichkeitsmuster darstellen (z.B. ausgeprägte Apathie, Aggressivität, emotionale Labilität, Misstrauen, paranoide Wahnvorstellungen und mangelnde Impulskontrolle). Für die Diagnose einer sekundären Persönlichkeitsveränderung ist es von entscheidender Bedeutung, dass eine organische Erkrankung vorliegt, die die Persönlichkeitsveränderung erklären könnte, und dass ein zeitlicher Zusammenhang zwischen den beiden Phänomenen besteht.

Eine Reihe von Krankheiten und Krankheitszuständen des Nervensystems können die Grundlage für Persönlichkeitsveränderungen bilden, darunter Schädeltrauma, Schlaganfall, Chorea Huntington, Epilepsie, Parkinson, Multiple Sklerose, neuronale Infektionskrankheiten, Stoffwechselstörungen und Autoimmunerkrankungen wie systemischer Lupus erythematodes (SLE). Wenn die Symptome einer gestörten Persönlichkeitsfunktion durch solche organischen Erkrankungen verursacht werden, sollte eine Persönlichkeitsstörung nicht diagnostiziert werden.

**Aufmerksamkeitsdefizit- und Hyperaktivitätsstörung (ADHS)**

Wie bei der Persönlichkeitsstörung haben Menschen mit einer Aufmerksamkeitsdefizit- und Hyperaktivitätsstörung (ADHS) häufig psychosoziale Beeinträchtigungen (z.B. Probleme beim Schul- und Ausbildungsabschluss und beim Erhalt des Arbeitsplatzes) und zwischenmenschliche Probleme (z.B. Vergessen von Terminen und Unterbrechen anderer beim Sprechen), was auch mit Problemen bei der Emotionsregulierung (z.B. starkes Gerechtigkeitsempfinden und geringe Frustrationstoleranz) verbunden ist. Wenn ADHS bis ins Jugend- und Erwachsenenalter andauert, kann es besonders schwierig sein, sie von einer Persönlichkeitsstörung mit ausgeprägten Merkmalen wie Enthemmung in Form von Verantwortungslosigkeit, Impulsivität, Ablenkbarkeit und Risikobereitschaft sowie Negativer Affektivität in Form von erhöhter Empfindlichkeit gegenüber negativen Reizen und einer Tendenz zu Angst, Wut und Selbsthass zu unterscheiden. Es ist auch wichtig zu betonen, dass die Forschung zeigt, dass sich bei Vorliegen einer ADHS eine Persönlichkeitsstörung entwickeln kann, was in emotionaler Dysregulation und psychosozialer Erfahrungen von Niederlagen in der Kindheit begründet liegen mag (Matthies & Philipsen, 2016; Storebø & Simonsen, 2014). Die Nützlichkeit der Diagnose einer ADHS neben einer Persönlichkeitsstörung hängt im Allgemeinen auch von der spezifischen klinischen Situation ab.

**Dissoziative Identitätsstörung**

Eine mittel- bis schwergradige Persönlichkeitsstörung kann in einigen Fällen durch dissoziative Zustände oder Symptome gekennzeichnet sein, die ausschließlich unter belastenden Bedingungen auftreten. Zu solchen dissoziativen Phänomenen gehören beispielsweise außerkörperliche Erfahrungen, Unwirklichkeit, Depersonalisation und Amnesie (Unfähigkeit, sich an das zu erinnern, was man während eines affektbezogenen Blackouts gesagt oder getan hat). In ähnlicher Weise können Menschen mit einer dissoziativen oder partiellen dissoziativen Identitätsstörung z. B. eine Amnesie in Bezug auf ein bestimmtes Verhalten erleben (sie fühlen sich, als ob sie eine andere Person wären, während sie bestimmte Handlungen ausführen, oder sie können sich an eigene Handlungen nicht mehr erinnern). Ein inkohärentes Ich-Gefühl und mangelnde Selbststeuerung kennzeichnen sowohl die dissoziative Identitätsstörung als auch viele Menschen mit Persönlichkeitsstörung. Darüber hinaus ist sowohl die Persönlichkeitsstörung als auch die dissoziative Identitätsstörung durch die Tendenz gekennzeichnet, im Laufe des Lebens Traumata und Stress erlebt zu haben. Insbesondere bei der partiellen dissoziativen Identitätsstörung kann es zu leichteren oder kürzeren Episoden von Amnesie kommen, die sich auf extreme emotionale Zustände oder Selbstverletzungen beschränken, die auch bei einer mittel- bis schwergradigen Persönlichkeitsstörung auftreten können.

Sowohl bei der dissoziativen Identitätsstörung als auch bei der Persönlichkeitsstörung kann es zu anhaltenden Schwierigkeiten mit dem Identitätsgefühl, der Selbststeuerung und der Emotionsregulation kommen. Von differenzialdiagnostischer Bedeutung ist, dass die Persönlichkeitsstörung nicht zwei oder mehr unterschiedliche Persönlichkeitszustände beinhaltet, aber einige Menschen mit einer mittel- bis schwergradigen Persönlichkeitsstörung können in Stresssituationen oder bei intensiven Emotionen vorübergehende dissoziative Erfahrungen machen.

**Dysthymie**

Die Dysthymie ist differentialdiagnostisch schwer von einer Persönlichkeitsstörung abzugrenzen, was zum Teil darauf zurückzuführen ist, dass sie traditionell als depressive Persönlichkeitsstörung kategorisiert wurde (Huprich, 2013). Erstens hat die

Diagnose einen allmählichen Beginn in der Kindheit, im Jugendalter oder im frühen Erwachsenenalter, was sich bereits mit der Persönlichkeitsstörung überschneidet. Zweitens handelt es sich um einen Zustand oder eine Störung, der/die relativ anhaltend ist, was sowohl bei der Dysthymie als auch bei der Persönlichkeitsstörung „zwei Jahre oder länger“ bedeutet. Zu den charakteristischen Symptomen gehören ein anhaltend geringes Selbstwertgefühl, Negativität und Pessimismus, die auch Schlüsselaspekte einer Persönlichkeitsstörung darstellen können (z. B. Aspekte des Selbst und der Merkmalsbereich der Negativen Affektivität). Schließlich tritt die Dysthymie häufig zusammen mit anderen psychischen Störungen wie Angststörungen, Zwangsstörungen, Substanzmissbrauch und Essstörungen auf, was auch auf die Persönlichkeitsstörung zutrifft. Hier scheinen die Gemeinsamkeiten jedoch zu enden. Die depressive Stimmung sollte im Allgemeinen nur den größten Teil des Tages oder mehrere Tage in Form von Traurigkeit oder Niedergeschlagenheit andauern. Von außen betrachtet kann die Person weinerlich und von einem Gefühl der Niederlage geprägt erscheinen. Bei Kindern und Jugendlichen können sich diese dysthymen Merkmale manchmal als allumfassende Reizbarkeit äußern. Dysthymie und Persönlichkeitsstörung treten sehr häufig gleichzeitig auf, weshalb es oft naheliegt, beide Diagnosen zu stellen, was wahrscheinlich dem entspricht, was früher als depressive Persönlichkeitsstörung bezeichnet wurde.

### Trennungsangststörung

Trennungsangst ist gekennzeichnet durch eine ausgeprägte und übermäßige Angst vor der Trennung von bestimmten Bezugspersonen. Die meisten Menschen assoziieren diese Störung mit Kindern und Jugendlichen, bei denen sich die Angst typischerweise auf die Eltern oder andere Bezugspersonen richtet. Trennungsangst kommt jedoch ebenso häufig bei Erwachsenen vor, wobei sich die Symptome typischerweise auf einen Partner oder die eigenen Kinder beziehen. Es ist bekannt, dass Verlassenheitsangst und emotionale Abhängigkeit von anderen auch Ausdruck einer Persönlichkeitsstörung sein können, aber bei Persönlichkeitsstörungen gehen diese Symptome in der Regel mit Problemen im zwischenmenschlichen Bereich, der Emotionsregulation und der Identität einher. Insofern kann eine Persönlichkeitsstörung von einer Trennungsangststörung abgegrenzt werden. Eine Persönlichkeitsstörung und eine Trennungsangststörung können gleichzeitig diagnostiziert werden, aber in der Regel sollte eine Persönlichkeitsstörung nicht diagnostiziert werden, wenn die Symptome am besten ausschließlich durch eine Trennungsangststörung erklärt werden können. Schließlich muss die Trennungsangststörung seit mindestens „mehreren Monaten“ bestehen, während die Persönlichkeitsstörung seit „zwei Jahren oder länger“ bestehen muss.

### Zwangsstörung

Die Zwangsstörung prägt das klinische Bild einer Person oft über einen langen Zeitraum und manchmal in einem solchen Ausmaß, dass sie fast durchdringend wird. Charakteristisch für eine Zwangsstörung ist eine hohe Gewissenhaftigkeit und Rigidität. In ähnlicher Weise kann eine Persönlichkeitsstörung durch Anankasmus gekennzeichnet sein, der ein maladaptives Muster von übermäßigem Perfektionismus und rigider Kontrolle beinhaltet. Im Hinblick auf die Differenzialdiagnose ist es wichtig zu betonen, dass Personen mit dieser Persönlichkeitsstörung nicht notwendigerweise die für eine Zwangsstörung spezifischen aufdringlichen Gedanken, Bilder, Impulse oder Triebe erleben, die sich auch als wiederkehrende Muster von Zwangsvorstellungen oder Zwängen manifestieren können. Bei Menschen mit einer Zwangsstörung sind die Symptome im Allgemeinen unerwünscht und belastend, ähnlich dem, was traditionell als Ich-Dystonie bezeichnet wird. Im Gegensatz dazu geht eine Persönlichkeitsstörung mit ausgeprägten anankastischen Zügen in der Regel mit einer perfektionistischen und rigiden Einstellung zu sich selbst und anderen Menschen einher, die nicht geändert werden soll, und kann daher als ich-synton bezeichnet werden. Grundsätzlich können beide Diagnosen gestellt werden, wenn die Bedingungen sowohl für eine Zwangsstörung als auch für eine Persönlichkeitsstörung erfüllt sind.

### Dissoziale Verhaltensstörung

Eine dissoziale Verhaltensstörung ist eine Diagnose, die nur bei Kindern und Jugendlichen gestellt werden kann und sich möglicherweise mit einer Persönlichkeitsstörung überschneidet, die auch bei Minderjährigen diagnostiziert werden kann. Eine dissoziale Verhaltensstörung ist durch ein wiederkehrendes Verhaltensmuster gekennzeichnet, das gegen die Grundrechte anderer und gegen altersgemäße soziale oder kulturelle Normen, Regeln oder Gesetze verstößt. Die Diagnose kann für einen begrenzten Zeitraum von einem Jahr gestellt werden, kann aber auch ein Leben lang andauern.

Obwohl die dissoziale Verhaltensstörung sehr stark mit den Merkmalen einer Persönlichkeitsstörung mit ausgeprägter Dissozialität und Enthemmung verwandt ist, handelt es sich nicht um eine echte Persönlichkeitsstörung. Es gibt jedoch wahrscheinlich keinen wesentlichen Unterschied zwischen den beiden Diagnosen, abgesehen davon, dass die dissoziale Verhaltensstörung nur bei Kindern und Jugendlichen diagnostiziert werden kann, sogar noch vor dem Teenageralter, was bei einer Persönlichkeitsstörung im Allgemeinen nicht möglich ist.

Um die Diagnose „dissoziale Verhaltensstörung“ zu stellen, muss das Verhaltensmuster etwa ein Jahr oder länger angedauert haben. Im Vergleich dazu muss eine Persönlichkeitsstörung im Allgemeinen etwa zwei Jahre oder länger andauern, d.h. ein ganzes Jahr länger als eine dissoziale Verhaltensstörung. In der Praxis kann es oft schwierig sein, die Dauer solcher Störungen genau zu beurteilen, wenn es um die Diagnose und den Beginn in der Kindheit geht.

Bei Personen mit einer dissozialen Verhaltensstörung ist eine zusätzliche Diagnose einer Persönlichkeitsstörung nur dann gerechtfertigt, wenn über die Dissozialität hinausgehende Persönlichkeitsmerkmale (z.B. Negative Affektivität und Distanziertheit) vorliegen, die zu erheblichen Beeinträchtigungen von Aspekten des Selbst oder zu Problemen im zwischenmenschlichen Bereich beitragen.

**Störungen durch Substanzgebrauch oder Verhaltenssüchte**

Im Folgenden werden differenzialdiagnostische Überlegungen zu Störungen durch Substanzkonsum oder zu Verhaltenssüchten, wie Glücksspielsucht und Computerspielsucht, angestellt. Störungen, die auf **Substanzkonsum** zurückzuführen sind, haben oft tiefgreifende Auswirkungen auf das eigene und zwischenmenschliche Funktionieren. So kann Substanzmissbrauch zu Problemen mit der Selbststeuerung (folglich z.B. Verringerung der Ersparnisse aufgrund von Ausgaben für Drogen), zu Konflikten in Beziehungen (z.B. Ausnutzung der finanziellen Ressourcen anderer und Brüche in der psychosozialen Versorgung, zu dissozialem Verhalten (z.B. betrügerisch, manipulativ oder gewalttätig) im Zusammenhang mit der Beschaffung oder dem Konsum von Drogen sowie zu einer Reihe anderer Symptome führen, die häufig bei Personen mit einer Persönlichkeitsstörung zu beobachten sind.

Wenn die Persönlichkeitsprobleme ausschließlich auf den Substanzmissbrauch zurückzuführen sind, sollte dies nicht zur Diagnose einer Persönlichkeitsstörung führen. Wenn die fraglichen Persönlichkeitsprobleme jedoch nicht vollständig durch den Substanzkonsum erklärt werden können (z.B. wenn das Persönlichkeitsmuster dem Substanzkonsum vorausgeht) oder wenn Merkmale einer Persönlichkeitsstörung beobachtet werden, die nicht allein auf den Substanzkonsum zurückgeführt werden können (z.B. übermäßiger Perfektionismus), kann gleichzeitig die Diagnose einer Persönlichkeitsstörung berechtigterweise vergeben werden. Insgesamt ist es wichtig, sich vor Augen zu halten, dass die Mehrheit der Substanzkonsumenten wahrscheinlich eine zugrundeliegende Persönlichkeitsstörung hat, oder umgekehrt, dass bei vielen Menschen mit einer Persönlichkeitsstörung eine Substanzkonsumstörung wahrscheinlich ist (Verheul, 2001). Diese natürliche Korrelation ist zum Teil darauf zurückzuführen, dass Substanzen als beruhigende oder stimulierende Bewältigungsstrategie für schwierige Gefühle oder Situationen dienen können. In diesem Zusammenhang besteht häufig eine Korrelation zwischen ausgeprägten Merkmalsbereichen und der Art des Substanzmissbrauchs bzw. der konsumierten Substanz. So neigen beispielsweise Personen mit ausgeprägter Dissozialität dazu, Kokain zu konsumieren, um ihre eigene Grandiosität und Dominanz zu verstärken (Weiss & Mirin, 1986).

Abgesehen von substanzgebundenen Süchten können Menschen mit einer Persönlichkeitsstörung auch zu einer Verhaltenssucht (bspw. Glücksspiel- oder Computerspielsuchtsucht) neigen. Dies gilt insbesondere für Persönlichkeitsstörungen mit ausgeprägter Enthemmung (z.B. Impulsivität und Risikobereitschaft). Daher erlaubt die ICD-11, dass eine Verhaltenssucht gegebenenfalls zusammen mit einer Persönlichkeitsstörung diagnostiziert werden kann. Darüber hinaus sollte erwähnt werden, dass Computerspielsucht in vielen Fällen auch mit einer zugrundeliegenden Persönlichkeitsproblematik oder einer Persönlichkeitsstörung verbunden sein kann. In Fällen, in denen Substanzmissbrauch mit einer Persönlichkeitsstörung einhergeht, sind die auffälligsten Merkmalsbereiche in der Regel Negative Affektivität und Enthemmung (Müller et al., 2023).

**Störungen der Impulskontrolle**

Im Folgenden werden differenzialdiagnostische Überlegungen zu Impulskontrollstörungen, einschließlich der intermittierenden explosiven Störung, der Störung des zwanghaften Sexualverhaltens, der Pyromanie und der Kleptomanie, angestellt. Die **intermittierende explosive Störung** beinhaltet ein Muster wiederkehrender, vorübergehender explosiver Episoden mit verbaler (z.B. verbaler Angriff gegen eine andere Person, Wutausbrüche, Schreien) oder körperlicher Aggression. Einige Personen mit intermittierender explosiver Störung erfüllen wahrscheinlich die diagnostischen Kriterien für eine Persönlichkeitsstörung mit ausgeprägter Enthemmung (z.B. Impulsivität und Risikobereitschaft) und Negativer Affektivität (z.B. geringe Frustrationstoleranz, emotionaler Überreagibilität, Wut und Feindseligkeit). Die intermittierende explosive Störung muss jedoch nur kontinuierlich in einen Zeitraum von drei Monaten auftreten oder mit geringerer Häufigkeit im Laufe eines Jahres, wenn die Ausbrüche intensiver sind. Im Vergleich dazu sollte die Dauer einer Persönlichkeitsstörung etwa zwei Jahre oder länger betragen und in der Regel im Jugendalter beginnen. Das aggressive Verhalten darf nicht wie bei einer Persönlichkeitsstörung mit ausgeprägter Dissozialität auf instrumentelles dissoziales Verhalten zurückzuführen sein, und die Ausbrüche dürfen nicht zum Vorteil der Person sein (Sellbom et al., 2018). Die Diagnose einer komorbiden Persönlichkeitsstörung ist nur dann sinnvoll, wenn es tiefgreifende und anhaltende Probleme in Bezug auf Aspekte des Selbst und des zwischenmenschlichen Funktionierens gibt, die über das hinausgehen, was allein durch eine intermittierende explosive Störung erklärt werden kann. Insgesamt können beide Diagnosen gestellt werden, wenn alle diagnostischen Bedingungen für beide erfüllt sind. Der Nutzen einer weiteren Diagnose einer Persönlichkeitsstörung hängt in diesem Fall von der spezifischen klinischen Situation ab.

Eine weitere Diagnose, die manchmal mit einer Persönlichkeitsstörung verwechselt werden kann oder neben ihr bestehen kann, ist die **Störung mit zwanghaftem Sexualverhalten**. Einige Menschen mit einer Persönlichkeitsstörung können beispielsweise ein wiederholtes Sexualverhalten als dysfunktionale oder destruktive Selbstregulierungsstrategie an den Tag legen (z.B., um den Druck einer emotionalen Belastung zu lindern oder zu verringern oder um das Selbstwertgefühl zu stabilisieren). Obwohl beide Diagnosen gleichzeitig gestellt werden können, ist eine zusätzliche Diagnose einer Störung mit zwanghaftem Sexualverhalten nicht gerechtfertigt, wenn das Sexualverhalten ausschließlich auf eine emotionale Dysregulation zurückzuführen ist, wie z.B. sexuelle Selbstbeschädigung, Selbstviktimisierung oder andere Bewältigungsstrategien und Merkmale einer Persönlichkeitsstörung.

Wie bei dem zerstörerischen Verhalten im Zusammenhang mit **Pyromanie** können Menschen mit einer Persönlichkeitsstörung auch Brandstiftung als Teil eines umfassenderen Musters dissozialen Verhaltens begehen, oft zu instrumentellen Zwecken (Selbstbeschaffung oder Rache). Im Falle der Pyromanie wird die Brandstiftung nur zum Abbau von Spannungen oder aufgestauten Affekten eingesetzt. Im Allgemeinen zeigen Menschen mit Pyromanie außer der Brandstiftung selbst keine weiteren dissozialen Verhaltensweisen. In ähnlicher Weise kann das Diebstahlsverhalten der **Kleptomanie** auch bei Menschen mit einer Persönlichkeitsstörung und ausgeprägter Dissozialität auftreten, wobei Diebstahl Teil des gesamten Symptombildes sein kann. In diesem Zusammenhang ist auch zu betonen, dass Menschen mit Kleptomanie außer dem Diebstahl selbst keine weiteren dissozialen Verhaltensweisen zeigen. Es ist jedoch nicht ungewöhnlich, dass Pyromanie und Kleptomanie gleichzeitig mit einer Persönlichkeitsstörung diagnostiziert werden.

## 2.4 Manifestationen und Verlauf von der Kindheit bis ins Alter

Es besteht die allgemeine Tendenz, dass sich Persönlichkeitsstörungen bereits in der Kindheit manifestieren, in der frühen Adoleszenz an Intensität zunehmen und sich bis ins Erwachsenenalter fortsetzen, auch wenn die klinische Auffälligkeit möglicherweise erst später im Leben auftritt.

Klinikern wird einerseits im Allgemeinen geraten, mit einer zu frühen Diagnose vorsichtig zu sein, da die Persönlichkeit von Kindern noch in der Entwicklung ist. Andererseits ist es jedoch auch nicht angebracht, eine frühe Erkennung und Behandlung zu vermeiden (Chanen & McCutcheon, 2008; Kongerslev et al., 2015).

**Entwicklungsaspekte der Persönlichkeitsentwicklung**

Persönlichkeitsstörungen werden bei Kindern und Jugendlichen in der Regel erst in der Pubertät diagnostiziert. Während ihrer Entwicklung erwerben Kinder Wissen und Erfahrungen über sich selbst und andere Menschen, die in eine kohärente Identität und ein kohärentes Selbsterleben sowie in individuelle Interaktionsweisen mit anderen integriert werden. Da es erhebliche Unterschiede gibt, wie und wie schnell dieser Reifungsprozess abläuft, kann es schwierig sein, festzustellen, ob ein vorpubertäres Kind Anzeichen einer Störung in Bezug auf Aspekte des Selbst (z.B. Identität, Selbstwertgefühl, Selbstreflexion oder Selbststeuerung) aufweist, weil diese Funktionen noch nicht voll entwickelt sind. Dies gilt auch für die zwischenmenschlichen Funktionen (z.B. die Fähigkeit, die Perspektive anderer zu verstehen und mit Konflikten in Beziehungen umzugehen).

Bei der Beurteilung von Jugendlichen ist es wichtig, alterstypische Verhaltensweisen in dieser Altersgruppe zu berücksichtigen. So sind beispielsweise Stimmungsschwankungen, Risikoverhalten und Selbstverletzungen im Jugendalter häufiger als im Erwachsenenalter. Es ist auch bekannt, dass Aspekte der Identität und der sozialen Rollen bei Jugendlichen experimenteller und veränderlicher sind als bei Erwachsenen. Daher sollte die diagnostische Schwelle, ob solche Muster auf eine Persönlichkeitsstörung hindeuten, bei Jugendlichen höher sein. Darüber hinaus sollten Kliniker und Klinikerinnen die große Bandbreite dessen berücksichtigen, was bei Jugendlichen im Rahmen einer normalen Entwicklung auftreten kann (z.B. Launenhaftigkeit, Reizbarkeit und soziale Unsicherheit).

In diesem Zusammenhang ist zu betonen, dass die ICD-11 die Persönlichkeitsstörung als eine *relativ* stabile Diagnose ab dem frühen Erwachsenenalter beschreibt. Das „relativ" bedeutet hier, dass sich die Störung im Laufe der Zeit verändern kann, sodass eine im frühen Erwachsenenalter diagnostizierte Person die Diagnosekriterien im mittleren Alter nicht mehr erfüllt. Ebenfalls kann es sein, auch wenn es ungewöhnlich ist, dass eine Person, bei der zuvor keine diagnostizierbare Persönlichkeitsstörung vorlag (z.B. aufgrund eines zufriedenstellenden psychosozialen Funktionsniveaus), später im Leben eine solche entwickeln kann. Hier stellt sich die Frage, ob es sich um einen späten Beginn oder eine späte Ausprägung der Persönlichkeitsstörung handelt. Laut ICD-11 kann eine Persönlichkeitsstörung, die sich bei älteren Erwachsenen manifestiert, mit einem Verlust an sozialer Unterstützung einhergehen, die zuvor dazu beigetragen hat, die bestehende Persönlichkeitsstörung zu kompensieren. Wenn eine Persönlichkeitsveränderung bei Erwachsenen mittleren oder höheren Alters auftritt, ohne dass sich ihre Lebensumstände geändert haben, sollte geprüft werden, ob die Veränderung möglicherweise auf eine zugrundeliegende medizinische Erkrankung (d.h. eine sekundäre Persönlichkeitsveränderung) oder ein unerkanntes Problem im Zusammenhang mit Drogenmissbrauch zurückzuführen ist.

**Merkmalsbereiche bei Kindern und Erwachsenen**

Ausgeprägte maladaptive Züge können bereits im Vorschulalter beobachtet werden und stellen Vorläufer für eine Persönlichkeitsstörung im Jugend- und Erwachsenenalter dar. So können zum Beispiel Merkmalsbereiche wie Negative Affektivität und Enthemmung sowie spezifischere Facetten wie Mangel an Empathie (Facette bei Dissozialität) und Perfektionismus (Facette bei Anankasmus) bei sehr jungen Kindern beobachtet werden. Diese Merkmale werden jedoch auch mit der Entwicklung anderer psychischer Störungen (z.B. Depressionen und Angstzustände) in Verbindung gebracht und sollten daher nicht automatisch als eindeutige frühe Manifestationen einer Persönlichkeitsstörung interpretiert werden.

Es ist allgemein zu beobachten, dass die Verhaltensmanifestationen der Merkmalsbereiche Dissozialität und Enthemmung im Laufe des Erwachsenenalters abnehmen, sodass ältere Menschen in der Regel altruistischer, verträglicher, nachsichtiger und gewissenhafter sind als Jugendliche. Auf der anderen Seite nehmen Eigenschaften wie Distanziertheit und Anankasmus im Laufe der Zeit nur geringfügig ab. Wenn Sie von Natur aus introvertiert sind, wie es bei Distanziertheit häufig der Fall ist, werden Sie in der Regel Ihr ganzes Leben lang introvertiert bleiben. Ebenso werden Kinder und Jugendliche mit vorherrschendem Anankasmus in der Regel auch später im Leben hohe Anforderungen an sich selbst und andere stellen, auch wenn sie älter werden.

In Anbetracht der oben erwähnten entwicklungsbedingten Ausprägungen der Merkmalsbereiche ist es wichtig, die Auswirkungen auf die klinische Diagnostik zu berücksichtigen. Wir wissen heute, dass Enthemmung (z.B. risikofreudiges Verhalten) und Negative Affektivität (z.B. unverhältnismäßige emotionale Reaktionen) bei Jugendlichen und Heranwachsenden naturgemäß stärker ausgeprägt sind als bei Erwachsenen. Daher sollte auch die Schwelle für die Beurteilung, wann diese Merkmalsbereiche vorherrschen und zu Persönlichkeitsstörungen beitragen, entsprechend höher sein. Gleichzeitig sollten Kliniker und Klinikerinnen generell die großen individuellen Unterschiede in der normalen Entwicklung von Jugendlichen berücksichtigen, die die Ausprägung der Merkmalsbereiche beeinflussen können.

## 2.5 Persönlichkeitsstörung und andere gleichzeitig auftretende psychische Störungen

In der klinischen Praxis gibt es unterschiedliche Meinungen darüber, ob Kliniker und Klinikerinnen ein „hierarchisches" diagnostisches Prinzip beibehalten sollten, das Diagnosen mit einem niedrigeren numerischen Wert Vorrang einräumt. In diesem Zusammenhang sollte hervorgehoben werden, dass dieses hierarchische Prinzip mit der ICD-9 eingeführt wurde, dann aber mit der Einführung der ICD-10 wegfiel.

Kliniker und Klinikerinnen sollten sich von klinischem Urteilsvermögen und Flexibilität leiten lassen. Mit der ICD-11 wird eindeutiger klargestellt, dass es tatsächlich möglich ist, mehrere Diagnosen gleichzeitig zu stellen, und dass es in erster Linie eine klinische Entscheidung ist, ob es sinnvoll ist, die Diagnose einer Persönlichkeitsstörung bei einer Person zu vergeben, die beispielsweise auch die Diagnose einer PTBS oder Schizophrenie hat. Wichtig ist auch, dass die ICD-11 den Begriff „Komorbidität" nur noch in Fällen verwendet, in denen gleichzeitig eine somatische oder organische Störung vorliegt. Mit anderen Worten: Wenn nur zwei oder mehr psychische Störungen gleichzeitig auftreten, handelt es sich einfach um gleichzeitig bestehende Diagnosen. Der Grund dafür ist, dass das Konzept der Komorbidität davon ausgeht, dass zwei oder mehr Erkrankungen voneinander unterschieden werden können, z. B. anhand der Ursache oder des biologischen Krankheitsprozesses. Die ICD-11-Arbeitsgruppe hat wiederholt darauf hingewiesen, dass die kategoriale Diagnose der Persönlichkeitsstörung in der klinischen Praxis zu einer problematischen Unterdiagnostik beigetragen hat (Tyrer et al., 2015). Dies wird auch im dänischen Kontext deutlich, wenn man die Anzahl der Diagnosen von Persönlichkeitsstörungen in dänischen Registern betrachtet (Pedersen & Simonsen, 2014).[7] Vermutlich ist diese Unterdiagnostik in den meisten Fällen darauf zurückzuführen, dass Kliniker und Klinikerinnen Persönlichkeitsstörungen nicht diagnostizieren, wenn gleichzeitig eine behandlungsbedürftige Angststörung, Depression oder Essstörung vorliegt. Studien legen die Annahme nahe, dass mehr als eine von zehn Personen in der

7 Dieser Sachverhalt und die entsprechenden Zahlen lassen sich auch auf den deutschsprachigen Raum übertragen und sind mit anderen westlichen Gesellschaften vergleichbar (Volkert et al., 2018).

Allgemeinbevölkerung (Volkert et al., 2018) und 50–80% der Patienten und Patientinnen in ambulanter psychiatrischer Behandlung eine Persönlichkeitsstörung haben (Alnaes & Torgersen, 1988; Beckwith et al., 2014). Ob eine Persönlichkeitsstörung diagnostiziert wird oder nicht, kann Auswirkungen auf den Umfang und die Art der Behandlung sowie auf das Verständnis des gesamten Symptombildes haben. Darüber hinaus besteht ein wesentlicher Vorteil der gleichzeitig bestehenden Diagnose einer Persönlichkeitsstörung darin, dass Kliniker und Klinikerinnen damit einen psychologischen Rahmen oder Kontext für die Störung der Person unterstützen, der nicht gegeben ist, wenn nur über eine Diagnose von z.B. Angst oder Depression gesprochen wird (Swales, 2022; Tyrer et al., 2022). Auf diese Weise kann die Verknüpfung von persönlichkeitspsychologischen Konzepten mit der Störung einer Person als ein Aspekt der klinischen Anwendbarkeit betrachtet werden, auf den wir später zurückkommen werden.

Es gibt drei allgemeine Modelle für das Verständnis der Beziehung zwischen einer Persönlichkeitsstörung und anderen Diagnosen (Livesley & Larstone, 2018), die im Folgenden erörtert werden.

### Nichtkausale Pathoplastizität

Nichtkausale Pathoplastizität liegt vor, wenn zwei Störungen vorliegen und eine Störung die Manifestation oder Ausprägung der anderen Störung beeinflusst. Ein Beispiel wäre die Beziehung zwischen einer Persönlichkeitsstörung mit vorherrschendem Anankasmus (z.B. Perfektionismus) und der Essstörung Anorexie. Obwohl Perfektionismus nicht die Ursache der Magersucht ist, kann er einen erheblichen Einfluss darauf haben, wie sich die Magersucht äußert (Lavender et al., 2013). Ein weiteres Beispiel wäre das Vorhandensein einer somatischen Erkrankung bei einer Person mit einer Persönlichkeitsproblematik, die durch Negative Affektivität gekennzeichnet ist, wobei die Persönlichkeitsakzentuierung die Fähigkeit der Person beeinträchtigt, mit ihrer somatischen Störung umzugehen (Goodwin et al., 2006; Widiger & Oltmanns, 2017).

### Gemeinsame Ätiologie im gleichen Spektrum

Obwohl wir in den meisten Fällen die spezifische Ätiologie psychischer Störungen nicht kennen, gibt es mehrere Beispiele für Störungen, bei denen wir gemeinsame Faktoren kennen, die bei verschiedenen Störungen zu beobachten sind. Dabei kann es sich sowohl um biologische als auch um psychosoziale Faktoren handeln, die zur Erklärung der Symptome beitragen, die für ein Spektrum charakteristisch sind. Beispiele hierfür wären die Beziehung zwischen vorherrschender Negativer Affektivität (z.B. Angst) und Distanziertheit (z.B. soziale

Vermeidung) einerseits und sozialer Phobie andererseits. Es kann sich auch als eine Art Kontinuum zwischen vorherrschendem Anankasmus und einer Zwangsstörung manifestieren.

**Bidirektionale kausale Auswirkungen**

Eine bidirektionale kausale Beeinflussung liegt vor, wenn zwei verschiedene Diagnosen vorliegen und sich gegenseitig kausal beeinflussen. Ein häufiges klinisches Beispiel hierfür ist die Beziehung zwischen einem vorherrschenden negativen Affekt einerseits und einer Depression andererseits, von der wir wissen, dass ausgeprägte depressive Episoden bei Menschen mit ausgeprägtem negativem Affekt oft schon früh im Leben auftreten. Negative Affektivität als Persönlichkeitsmerkmal stellt also eine Prädisposition für depressive Episoden dar.

Es gibt keinen Test und keine Studie, anhand derer sich überprüfen ließe, welches der drei Modelle für den einzelnen Kliniker bzw. die einzelne Klinikerin relevant ist. Dennoch glauben wir – in Übereinstimmung mit der ICD-11-Arbeitsgruppe – dass ein umfassendes theoretisches Wissen sowohl praxisbezogen sein kann (z. B. in Bezug auf die Behandlungsplanung) als auch zu einem humanistischen und psychologischen Verständnis der vielen Patienten und Patientinnen beitragen kann, die die Erfahrung machen, dass sie in oft sehr begrenzten Therapieprogrammen eine unzureichende Behandlung erhalten. Auf der Grundlage recht umfangreicher Belege weist die ICD-11 darauf hin, dass das Vorliegen einer Persönlichkeitsstörung die Behandlung von gleichzeitig auftretenden klinischen Syndromen wie Angst und Depression sowohl erschwert als auch häufig eine längere Behandlung erfordert (Newton-Howes et al., 2014). In vielen Fällen kann daher eine unzureichende Reaktion auf eine Standardbehandlung auf das Vorliegen einer Persönlichkeitsstörung hinweisen.

## 2.6 Dimensionalität – kategorial kodiert

Die ICD-11-Klassifikation, die wir hier beschreiben, wurde bekanntlich als „dimensionaler" Ansatz bezeichnet, der ein Kontinuum zwischen funktionalen und dysfunktionalen Merkmalen beschreibt. Eine solche Konzentration auf Dimensionen hat bei einigen Klinikern und Klinikerinnen Bedenken hervorgerufen, die eindeutige Kategorien bevorzugen, um die klinische Entscheidungsfindung, Zielsetzung und Behandlungsplanung zu erleichtern. An dieser Stelle ist es vielleicht wichtig, darauf hinzuweisen, dass sowohl der Schweregrad als auch die Merkmalsbereiche einen dimensionalen Charakter haben, während die diagnostischen Kodes nur als Kategorien verwendet werden können. So kann der Schweregrad einer Persönlichkeitsstörung nur anhand von drei Kategorien klassifiziert werden, während die Merkmalsbereiche kategorial entweder vorherrschend sind oder nicht.

Klinisch Praktizierende müssen in erster Linie entscheiden, ob der Patient bzw. die Patientin eine Persönlichkeitsstörung hat, und zwar auf der Grundlage der allgemeinen diagnostischen Bedingungen, was grundsätzlich eine kategoriale Entscheidung ist. Anschließend muss entschieden werden, ob die Person eine leichtgradige, mittelgradige oder schwergradige Persönlichkeitsstörung hat, was ebenfalls eine kategoriale Entscheidung ist. Dies ist vergleichbar mit der Diagnose einer depressiven Episode, die auch als leichtgradig, mittelgradig oder schwergradig angegeben werden kann.

Anschließend werden die wichtigsten Merkmalsbereiche erfasst, die ebenfalls nur als vorhanden oder nicht vorhanden kodiert werden, obwohl sie eigentlich auf einem Kontinuum existieren. Haben wir es also mit Dimensionen oder Kategorien zu tun? Antwort: Wir haben es mit beidem zu tun. Aus wissenschaftlicher Sicht handelt es sich um Dimensionen (z. B. gibt es keine definitiv gültige Schwelle zwischen „leichtgradig" und „mittelgradig"), aber in der klinischen Praxis kommt man nicht umhin, die Dimensionen als Kategorien zu kodieren. Diese beiden unterschiedlichen Perspektiven bieten verschiedene Möglichkeiten. Einerseits können klinische Psychologen bzw. Psychologinnen und Psychiater bzw. Psychiaterinnen ein dimensionales Porträt der Schwierigkeiten (und Ressourcen) der Patienten und Patientinnen zeichnen, wobei sowohl niedrige als auch hohe Werte, einschließlich der subdiagnostischen Ebenen, in die Interpretation einbezogen werden. Andererseits können Praktizierende für die klinische Entscheidungsfindung das Profil in diagnostische Kategorien übersetzen. Letztendlich wird es auch sinnvoll sein, eine dimensionale „Messung" von Schweregrad und Merkmalen in diagnostische Kategorien umzuwandeln, indem normbasierte Schwellenwerte oder andere relevante Marker verwendet werden. Im Gegensatz zu den bisherigen Kategorien werden solche diagnostischen Kategorisierungen empirisch abgesichert sein.

Schließlich sind Dimensionen dem Gesundheitswesen nicht ganz fremd. So ist es beispielsweise üblich, dass Ärzte und Ärztinnen bei allen Menschen mit einem Kontinuum der Knochendichte arbeiten, wobei ein bestimmter niedriger Wert („Cut-off-Wert") zur Diagnose von Osteoporose verwendet wird. Dasselbe gilt für den Body-Mass-Index (BMI), der zur Diagnose von Anorexia nervosa und anderen Essstörungen verwendet wird. Der springende Punkt ist, dass jeder Mensch unterschiedliche Knochendichte-, BMI- und Blutdruckwerte haben kann, ohne dass eine Diagnose gestellt werden muss.

# 3 Klinisches Verständnis der Persönlichkeitsfunktion

In diesem Kapitel werden wir den Leser und die Leserin mit den wichtigsten Aspekten der Persönlichkeitsfunktion vertraut machen, die eine Voraussetzung für die Diagnose und die Bestimmung des Schweregrads einer Persönlichkeitsstörung ist (siehe Kapitel 4). Ausgangspunkt sind die in Tabelle 3-1 dargestellten entscheidenden Informationen über Fähigkeiten und Ausprägungen.

Gordon Allport schreibt in seiner Definition der Persönlichkeit: „Die Persönlichkeit ist etwas und tut etwas. Sie ist nicht gleichbedeutend mit Verhalten oder Aktivität, und schon gar nicht ist sie nur der Eindruck, den diese Aktivität auf andere macht. Sie ist das, was *hinter* bestimmten Handlungen und *im Inneren* des Individuums liegt" (Allport, 1937, S. 48). Wenn wir also von der Persönlichkeit eines Menschen sprechen, können wir uns nach Allport darauf konzentrieren, was die Persönlichkeit *ist* (z. B. zurückgezogen, ängstlich, perfektionistisch) und was die Person *tut* (z. B. ein stabiles Selbstwertgefühl hat, Pläne macht und sie umsetzt, Beziehungen zu anderen aufbaut und das Leben mit ihnen teilt). Gerade die letztgenannten Aspekte der Persönlichkeit werden in der ICD-11 bei der Diagnose des Gesamtschweregrads einer Persönlichkeitsstörung (leichtgradig, mittelgradig, schwergradig) hervorgehoben. Die Bestimmung des Schweregrads ist der ausschlaggebende Teil der Klassifizierung, da diese Einschätzung darüber entscheidet, ob Verhaltensweisen oder Symptome überhaupt in die Kategorie der Persönlichkeitsstörung fallen und somit spezifisch behandelt werden können (z. B. im Rahmen der stationären Psychiatrie). Im Allgemeinen wird eine Persönlichkeitsstörung in der ICD-11 definiert als eine Störung von Aspekten des Selbst und des interpersonellen Funktionierens, d. h. der Beziehung zu sich selbst und zu anderen.

Um festzustellen, ob es sich um eine leichtgradige, mittelgradige oder schwergradige Persönlichkeitsstörung handelt, werden also das Ausmaß der Probleme in den Beziehungen einer Person zu sich selbst und zu anderen sowie das

**Tabelle 3-1:** Aspekte der Persönlichkeitsfunktion, die zur Bestimmung des Schweregrads einer Persönlichkeitsstörung beitragen

| |
|---|
| **Schwere und Ausmaß der Störung von Funktionen im Zusammenhang mit Aspekten des Selbst:** |
| • Stabilität und Kohärenz des eigenen Identitätsgefühls (z. B. das Ausmaß, in dem die Identität oder das Selbstverständnis variabel und widersprüchlich oder übermäßig starr und rigide ist)<br>• Fähigkeit, ein insgesamt positives und stabiles Selbstwertgefühl aufrechtzuerhalten<br>• Realistische Einschätzung der eigenen Eigenschaften, Stärken und Grenzen<br>• Fähigkeit zur Selbststeuerung (Fähigkeit, geeignete Ziele zu planen, auszuwählen und zu verwirklichen) |
| **Schwere und Ausmaß der Störung des interpersonellen Funktionsniveaus in verschiedenen Kontexten und Beziehungen (z. B. Beziehungen, Schule/Arbeit, Eltern-Kind, Familie, Freundschaften und Gleichaltrige):** |
| • Interesse am Aufbau von Beziehungen zu anderen<br>• Fähigkeit, die Sichtweise anderer zu verstehen und zu berücksichtigen<br>• Fähigkeit, enge und für beide Seiten zufriedenstellende Beziehungen aufzubauen und zu pflegen<br>• Fähigkeit, Konflikte in Beziehungen zu bewältigen |
| **Ausmaß, Schwere und Chronizität der emotionalen, kognitiven und verhaltensbezogenen Manifestationen der Persönlichkeitsstörung:** |
| Emotionale Manifestationen:<br>• Breite und Angemessenheit des emotionalen Erlebens und Ausdrucks<br>• Tendenz, emotional über- oder unterreagibel zu sein<br>• Fähigkeit, schwierige oder unerwünschte Emotionen (z. B. Wut und Traurigkeit) bei sich selbst zu erkennen und zuzulassen |
| Kognitive Manifestationen:<br>• Realistische Einschätzung von Situationen und zwischenmenschlichen Beziehungen, insbesondere unter Stress<br>• Fähigkeit, in unsicheren Situationen angemessene Entscheidungen zu treffen<br>• Angemessene Stabilität und Flexibilität in Ansichten und Überzeugungen |
| Verhaltensmanifestationen:<br>• Flexibilität bei der Kontrolle von Impulsen und der Anpassung des Verhaltens an die jeweilige Situation unter Berücksichtigung der Konsequenzen<br>• Angemessene Verhaltensreaktionen auf intensive Emotionen und Stresssituationen (z. B. Neigung zu Selbstverletzungen oder Gewalt) |
| **Das Ausmaß, in dem die Funktionsstörung in den oben genannten Bereichen mit Leiden oder Beeinträchtigungen im persönlichen, familiären, sozialen, schulischen, beruflichen oder sonstigen wichtigen Bereich einhergeht.** |

Ausmaß der emotionalen, kognitiven und verhaltensbezogenen Manifestationen dieser Probleme berücksichtigt. Nicht zuletzt sind die globale Bewertung der psychosozialen Beeinträchtigung und der subjektive Leidensdruck der Betroffenen grundlegend für die Diagnose.

Der subjektive Leidendruck der Betroffenen ist maßgeblich für die Diagnose der Schwere. In diesem Zusammenhang ist zu beachten, dass es in der Regel eine enge Verbindung zwischen den verschiedenen Fähigkeiten der Persönlichkeit gibt, auch wenn sie im Folgenden als relativ getrennt beschrieben werden. Erfahrene Kliniker und Klinikerinnen werden in der Lage sein, Verbindungen zwischen den verschiedenen Fähigkeiten und Manifestationen zu erkennen und zu artikulieren, um ihnen psychologische Kohärenz und Bedeutung zu verleihen.

## 3.1 Selbstfunktionsniveau

Im Folgenden werden die vier Fähigkeiten, die sich auf Aspekte des Selbst beziehen, definiert und veranschaulicht: **Identität**, **Selbstwertgefühl**, **Selbstreflexion** und **Selbststeuerung**. Diese Fähigkeiten sind miteinander verflochten (z. B. ist das Selbstwertgefühl mit der Selbststeuerung verknüpft) und interagieren mit Aspekten des zwischenmenschlichen Funktionierens (z. B. tragen Minderwertigkeitsgefühle dazu bei, dass sich die Person von anderen als negativ wahrgenommen fühlt. Beispiele für funktionale und dysfunktionale Aspekte des Selbst sind in Tabelle 3-2 dargestellt.

### Identität

Bei einer gesunden Persönlichkeit ist in der Regel eine stabile und kohärente Identität vorhanden, d. h. ein konsistentes Selbstbild und eine gut integrierte Interaktion zwischen den verschiedenen Persönlichkeitsmerkmalen. Bei einer Störung gibt es entweder erhebliche Inkonsistenzen, Instabilität oder Widersprüche im Selbstbild und in der Identität („Der rote Faden fehlt“) oder die Identität und das Selbstbild sind übermäßig starr und rigide. Für den oder die philosophisch interessierte/n Leser oder Leserin unterscheidet Paul Ricoeur (1992) zwischen stabilen und dauerhaften Komponenten des Selbst (*idem*, Selbigkeit) und den anpassungsfähigeren, sich verändernden und dynamischen Aspekten des Selbst (*ipse*, Selbstheit). Eine gesunde narrative Identität balanciert konstruktiv zwischen diesen beiden Polen (Ricoeur, 1992). In dieser Hinsicht kann man sagen, dass eine Identitätsstörung dadurch gekennzeichnet ist, dass die *ipse*-Identität keine Unterstützung durch die *idem*-Identität erfährt, was bedeutet, dass die sich

**Tabelle 3-2:** Funktionale und dysfunktionale Beispiele für Aspekte des Selbst

| Funktionale Persönlichkeit | Dysfunktionale Persönlichkeit |
|---|---|
| • Stabilität und Kohärenz des Identitätsgefühls („Vorhandensein eines roten Faden“) | • Fehlen eines Gefühls der Kohärenz und einer stabilen Identität („Fehlen eines roten Fadens“) |
| • Fähigkeit, ein insgesamt positives und stabiles Selbstwertgefühl aufrechtzuerhalten | • Dysreguliertes Selbstwertgefühl – entweder ein ausgeprägtes Gefühl der Minderwertigkeit oder eine grandiose Selbstwahrnehmung |
| • Genaues Erkennen der eigenen Eigenschaften, Stärken und Grenzen | • Gefühle der Unzulänglichkeit mit Vermeidungsverhalten<br>• Selbsteinschätzung im Zshg. mit Überforderung oder Risikoverhalten<br>• Diskrepanz zwischen Fähigkeiten und Verhaltensweisen |
| • Fähigkeit zur Planung, Auswahl und Umsetzung geeigneter Ziele | • Fehlen einer Zielsetzung und planmäßiger Umsetzung; Verwirrung<br>• Gehemmtheit; mangelnde Risikobereitschaft<br>• Übermäßige Zielorientierung; rigider Perfektionismus |

verändernden Aspekte der *ipse*-Identität nicht mit den stabileren und dauerhaften Aspekten der *idem*-Identität verwoben sind. Das kann zu einer zu unflexiblen und starren Identitätsstruktur oder aber zu einer übermäßig flexiblen und inkonsistenten Identität führen.

Aus entwicklungspsychologischer Sicht wird versucht, sowohl positive als auch negative Erfahrungen aus der Kindheit („innere Modelle“) zu integrieren und zu einem kohärenten Ganzen zu organisieren (Caligor et al., 2018; Hörz-Sagstetter et al., 2021). Wenn diese Integration nicht in angemessener Weise erfolgt, kann es zu einer Identitätsstörung kommen, die sich in einer zu unflexiblen und starren Identität oder einer zu flexiblen und inkohärenten Identität äußert (Blüml & Doering, 2021; Fonagy & Target, 2003; Jørgensen et al., 2023). Wie in Abbildung 3-1 dargestellt, bietet eine optimale Identitätsfunktion die Möglichkeit, flexibel zu sein und gleichzeitig eine feste und klar definierte Identität aufrechtzuerhalten, was persönliche Integrität und eine angemessene Anpassungsfähigkeit im Leben ermöglicht.

Wir alle haben ein Kern-Ich, aber gleichzeitig sollten wir in der Lage sein, unser Identitätsgefühl und unser Auftreten flexibel an die Bedingungen unserer Umge-

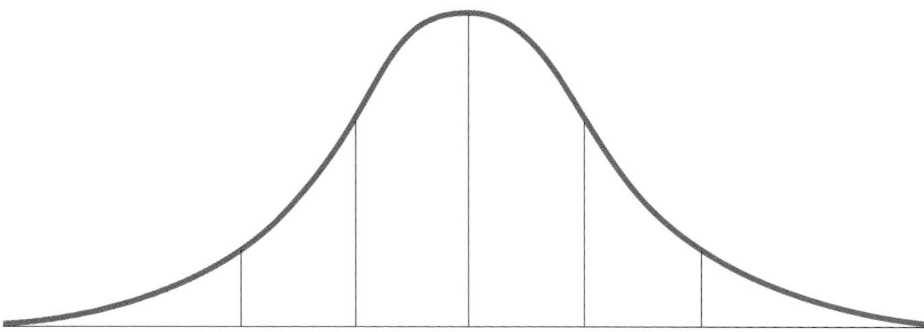


**Abbildung 3-1:** Identitätsfunktion, bei der extreme Starrheit und extreme Flexibilität entgegengesetzte Pole des Spektrums darstellen

bung anzupassen (z. B. bei einem Vorstellungsgespräch kompetent und professionell aufzutreten, während wir zu Hause auf der Couch Raum für eine sensiblere, authentischere und entspanntere Seite lassen). Auf diese Weise sind wir im Idealfall wie Diamanten, die je nach Kontext eine bestimmte Seite zum Vorschein bringen können, die am besten zur Situation passt, ohne die einzigartige Person, die wir sind, zu verleugnen. Wenn die Identität zu unzusammenhängend ist, kann die Person bei geringem Druck emotional überfordert sein, sodass sich die Identität auflöst, z. B., indem sie mit der Identität anderer verschmilzt.

Ist die Identität hingegen zu starr oder unflexibel, verursacht sie Probleme für die Person und in Beziehungen im Allgemeinen (z. B. Schwierigkeiten, die berufliche Seite der Identität loszulassen und sich der entspannten Seite zu Hause auf der Couch hinzugeben). Auf diese Weise kann eine gute Identitätsfunktion mit einem Diamanten verglichen werden, der einen stabilen Kern hat, aber auch viele verschiedene Seiten, die er herauskehren kann. In Anlehnung an dieselbe Metapher kann eine unflexible und starre Identität mit einem quadratischen Stein verglichen werden, bei dem alle Seiten gleich sind, während eine unflexible und unzusammenhängende Identität einer nicht greifbaren und grenzenlosen Substanz oder einem Stein entspricht, der bis zur Unkenntlichkeit zersplittert ist.

- In der **Dialektisch-Behavioralen Therapie (DBT)** wird die Identitätsstörung als Ausdruck einer dysfunktionalen Selbstregulierung verstanden, zu der nicht nur Emotionen und Verhalten gehören, sondern auch Gefühle der Leere und Schwierigkeiten, sich selbst zu verstehen. In der Therapie wird dies durch die Arbeit mit Zielen und Werten im Leben und einem allgemeinen dialektischen Fokus auf die Integration gegensätzlicher Aspekte des Selbst durch Synthese und Akzeptanz behandelt (Linehan, 1993).

- In der **Mentalisierungsbasierten Therapie (MBT)** wird die Identitätsstörung als Ausdruck einer beeinträchtigten Fähigkeit verstanden, sich selbst zu mentalisieren, d.h., mentale Zustände in sich selbst zu verarbeiten und zu verstehen. In der Therapie wird dies durch die Arbeit an der Mentalisierungsfähigkeit bzw. der Stärkung der Fähigkeit zur Mentalisierung angegangen, wodurch das Selbstverständnis und die innere Kohärenz verbessert werden (Bateman & Fonagy, 2016).
- In der **Schematherapie** wird die Identitätsstörung u.a. als Ausdruck eines ständigen Wechsels zwischen aktivierten und desintegrierten Selbstschemata und Bewältigungsreaktionen („Modi") verstanden, die jeweils eine andere Sicht des Selbst widerspiegeln. Je höher der Schweregrad der Persönlichkeitsstörung, desto dominanter und desintegrierter sind diese Modi. Darüber hinaus kann ein übermäßig unterstützender Modus die Fähigkeit der Person beeinträchtigen, ihre eigene unabhängige Identität zu entwickeln, da sie sich stattdessen den Einstellungen und Interessen anderer anpasst und diese übernimmt (Young et al., 2003).

Die Identitätsstörung wird von vielen als der grundlegendste Aspekt der Persönlichkeitsstörung angesehen, was bedeutet, dass Identitätsprobleme mit praktisch allen anderen Fähigkeiten und Manifestationen zusammenhängen. Die Identität kann als die zentrale psychische Struktur betrachtet werden, die die Selbsterfahrung einer Person (und damit auch ihre zwischenmenschlichen Erfahrung) organisiert. Diese Selbstorganisation umfasst ein einheitliches Selbstverständnis in Bezug auf die Welt, das kontinuierlich durch innere Modelle von sich selbst und anderen aktiviert wird. Innere mentale Modelle beinhalten die Bausteine, die integriert werden müssen, um eine kohärente Identität und ein kohärentes Selbstgefühl auszubilden. Grundsätzlich ist beim Grad der Identitätskonsolidierung oder -kohäsion ein gesundes Niveau der Persönlichkeitsfunktion von einem gestörten Niveau der Persönlichkeitsfunktion zu unterscheiden (Caligor et al., 2018; Jørgensen et al., 2023). Eine gesunde Identitätsfunktion beinhaltet ein integriertes Selbstverständnis, das komplex, realistisch und kontinuierlich über Zeit und Situationen hinweg ist. Dies äußert sich in der Fähigkeit, intellektuelle, berufliche und Freizeitinteressen aufrechtzuerhalten und die eigene Meinung in Bezug auf Werte, Meinungen, Überzeugungen und Vorlieben zu kennen. Diese kohäsive Identität spielt eine zentrale Rolle für die anderen Fähigkeiten der Persönlichkeit, wie z.B. ein gesundes Selbstwertgefühl sowie die Fähigkeit, zu arbeiten, sich zwischenmenschlich zu engagieren, langfristige Ziele zu verfolgen und negative Affekte zu erleben und zu tolerieren, ohne dass die Impulskontrolle oder die Realitätsprüfung beeinträchtigt werden. Schwergradige Persönlichkeitsstörungen zeichnen sich durch die Anwendung unausgereifter Bewältigungsstrategien oder Abwehrmechanismen wie Abspaltung und Dissoziation aus, die zu einer fragmentierten Identität führen. Dies äußert sich typischerweise in instabilen, verzerrten, oberflächlichen und stark beeinträchtigten Erfahrungen mit sich selbst und anderen. Als Reaktion darauf ist die Fähigkeit, langfristige Ziele zu erkennen und zu verfolgen, oft beeinträchtigt, während die Beziehungen zu anderen Menschen vermeidend, instabil, oberflächlich, ausbeuterisch oder ausschließlich auf die Erfüllung unmittelbarer Bedürfnisse ausgerichtet sind. Viele Menschen mit einer schwergradigen Persönlichkeitsstörung haben einerseits damit zu kämpfen, dass sie das Alleinsein nicht ertragen können und die ständige Anwesenheit einer anderen Person brauchen, während ihre fragmentierte Erfahrung von sich selbst und anderen eine ebenso unerträgliche Beziehungsdynamik erzeugt.

Zusammenfassend lässt sich sagen, dass Identität als eine zentrale psychische Struktur betrachtet werden kann, die die Wahrnehmung einer Person von sich selbst und die Wahrnehmung anderer organisiert. Identitätsprobleme zeigen sich daher oft am deutlichsten in sozialen Kontexten. Ein gesundes Funktionieren der Identität ist ein integriertes, komplexes, realistisches und kontinuierliches Selbstverständnis über Zeit und Situationen hinweg, das für alle Persönlichkeitsfähigkeiten und -manifestationen von wesentlicher Bedeutung ist. Es beinhaltet:

- Die eigene Position in Bezug auf Werte, Meinungen, Überzeugungen und Vorlieben zu kennen
- Ein gesundes Selbstwertgefühl zu haben
- Negative Affekte ohne Probleme mit der Impulskontrolle oder Realitätsprüfung tolerieren zu können
- Über die Fähigkeit, zu arbeiten und zusammenzuarbeiten, zu verfügen
- Langfristige Ziele zu verfolgen, einschließlich intellektueller, freizeitbezogener und beruflicher Interessen

Es kann wichtig sein, zwischen dem narrativen oder autobiografischen Selbst einer Person und dem umfassenderen Kernselbst zu unterscheiden (Zandersen & Parnas, 2018). In vielerlei Hinsicht kann diese Unterscheidung mit William James' Definitionen von „Wissendem" und „Gewusstem" gleichgesetzt werden (Jørgensen, 2006). Wenn das Kernselbst gestört ist (bei „Selbststörungen"), kann dies zu anhaltenden und oft quälenden Erfahrungen führen, dass man sich selbst nicht spüren kann oder nicht herausfinden kann, wer man ist. Bei Schizophrenie und Autismus-Spektrum-Störungen ist dies dauerhafter und nicht situativ verankert.

Menschen mit einer schwergradigen Persönlichkeitsstörung können ebenfalls einen Mangel an Selbstgefühl erleben, aber dies wechselt oft zwischen einem Mangel an Selbstgefühl und sehr intensiven Selbsterfahrungen. Im Gegensatz zu Menschen mit Schizophrenie können solche Interaktionen oft mit situativen oder relationalen Faktoren in Verbindung gebracht werden. D.h., es gibt bei Menschen mit Persönlichkeitsstörungen begünstigende Bedingungen, die zu Störungen im Selbsterleben führen. Daher kann es für Kliniker und Klinikerinnen notwendig sein, zusätzliche Zeit auf die Untersuchung der Identitätsfunktion zu verwenden, um eine mögliche Selbststörung auszuschließen und somit andere schwergradige Störungen (wie bspw. eine Schizophrenie) zu vermuten.

**Beispiele für Identitätsprobleme bei Internalisierung und Externalisierung**

Personen mit *internalisierenden* Problemen (z.B. Negative Affektivität und Distanziertheit) neigen häufig dazu, sich übermäßig zu unterwerfen und die Anerkennung anderer Menschen zu suchen, um ihren eigenen Platz im Leben zu definieren (z.B. suchen sie das Gefühl, unterstützt und akzeptiert zu werden) – auf Kosten einer gesunden und unabhängigen Identitätsbildung. In ähnlicher Weise können Personen mit *externalisierenden* Problemen (z.B. Dissozialität und Enthemmung) ein übermäßiges Verlangen nach der Aufmerksamkeit, dem Respekt und der Bewunderung anderer zeigen, um ihr Gefühl der Wichtigkeit zu steigern (z.B. grandioses Streben nach Aufmerksamkeit). Sie können auch ein starres Identitätsgefühl haben, das auf ihrem Anspruchsdenken oder der Überzeugung beruht, dass sie etwas Besonderes sind und daher bestimmte Vorteile, Beziehungen oder Positionen verdienen.

Wenn Sie als Kliniker oder Klinikerin diese Merkmale bei Patienten und Patientinnen aufdecken wollen, können Sie damit beginnen, indem Sie z.B. fragen: „Wie würden Sie sich selbst beschreiben?" und „Was für ein Mensch sind Sie?" und gleichzeitig Ihre klinische Beobachtung nutzen, ob der Patient oder die Patientin auch in Drucksituationen ein klares Selbstgefühl hat. Hier ist es oft am besten, von einer konkreten Belastungssituation auszugehen und dann genau nach dem Erleben von sich selbst und anderen zu fragen. Wenn die Person in der Lage ist, realistische und kohärente Beschreibungen zu geben, deutet dies auf eine gut funktionierende Persönlichkeit hin. Umgekehrt können schlechte oder unrealistische Beschreibungen auf eine schwergradige Identitätsstörung hinweisen (siehe Tabelle 3-3).

**Tabelle 3-3:** Beispiele für den Schweregrad einer gestörten Identität

| | |
|---|---|
| **Leichtgradig** | Das Selbstverständnis kann etwas widersprüchlich sein und nicht mit dem übereinstimmen, was andere über die Person denken. |
| **Mittelgradig** | Die Selbstwahrnehmung kann in erlebten Krisen ausgesprochen inkohärent sein. |
| **Schwergradig** | Das Selbstbild ist sehr unrealistisch und in der Regel sehr instabil oder widersprüchlich. |

### Selbstwertgefühl

Eine gesunde Persönlichkeit verfügt über eine solide Fähigkeit, ein insgesamt positives und stabiles Selbstwertgefühl aufrechtzuerhalten. Eine gesunde Selbstwertregulation beinhaltet weder eine unrealistisch niedrige Einschätzung des Selbstwerts (z. B. Selbsthass) noch eine unrealistisch hohe Einschätzung des Selbstwerts (z. B. Grandiosität). Bei einer Störung besteht entweder ein konstant niedriges Selbstwertgefühl, eine Tendenz, dass es nur wenig braucht, damit sich die Person minderwertig fühlt, oder eine Tendenz, dass das Selbstwertgefühl stark von den Umständen beeinflusst wird. In komplexeren oder schwergradigen Fällen kann es zu einem Wechsel zwischen geringem Selbstwertgefühl und Selbstüberschätzung und manchmal sogar zu einer komplexen, desintegrierten und belastenden Kombination beider Aspekte gleichzeitig kommen (siehe Tabelle 3-4).

**Beispiele für Probleme mit dem Selbstwertgefühl bei Internalisierung und Externalisierung**

Personen mit *internalisierenden* Problemen (z. B. Negative Affektivität und Distanziertheit) haben typischerweise mit einem chronisch niedrigen und instabilen Selbstwertgefühl zu kämpfen, das sich in Selbsthass und Gefühlen sozialer Unfähigkeit oder Minderwertigkeit äußern kann. Personen mit *externalisierenden* Problemen (z. B. Dissozialität und Enthemmung) regulieren ihr Selbstwertgefühl mit Strategien, die eine Gefahr für sich selbst und andere darstellen und typischerweise den Einsatz von Macht und das Handeln zum eigenen Vorteil auf Kosten anderer beinhalten. Externalisierungsprobleme können auch mit Selbstüberschätzung und selbstverherrlichenden Einstellungen einhergehen (z. B. aufgeblasenes Selbstwertgefühl mit Gefühlen von Anspruch und Sonderstatus).

**Tabelle 3-4:** Beispiele für Schweregrade eines gestörten Selbstwertgefühls

| | |
|---|---|
| **Leichtgradig** | Es bestehen Schwierigkeiten, sich von Erfahrungen zu erholen, die das Selbstwertgefühl beschädigt haben (z.B. eine leicht peinliche Situation). |
| **Mittelgradig** | Es bestehen erhebliche Probleme, ein positives Selbstwertgefühl aufrechtzuerhalten, oder die Person hat ein unrealistisch positives Bild von sich selbst. |
| **Schwergradig** | Es bestehen schwere Probleme, das Selbstwertgefühl zu regulieren, und das Selbstwertgefühl ist oft instabil oder widersprüchlich. |

Wenn Sie als Kliniker oder Klinikerin diese Merkmale bei Patienten und Patientinnen aufdecken wollen, können Sie beispielsweise mit der Frage beginnen: „Wie zufrieden sind Sie mit sich selbst?“ und gleichzeitig Ihre klinische Beobachtung nutzen, um festzustellen, ob die Person über ein ausreichendes und stabiles positives Selbstwertgefühl verfügt, was sich in der Art und Weise zeigt, wie sie über sich selbst spricht und sich selbst behandelt.

### Selbstreflexion

Die Fähigkeit zur Selbsteinschätzung zeigt sich in der realistischen Einschätzung der eigenen Fähigkeiten und Ressourcen. Identität und Selbstwertgefühl sind eng mit der Fähigkeit verbunden, die eigenen Fähigkeiten und Ressourcen zu erkennen. Eine gesunde, funktionierende Persönlichkeit hat in der Regel eine realistische Einschätzung ihrer eigenen Fertigkeiten, Stärken und Grenzen. Bei einer Störung kann einerseits die Tendenz bestehen, übermäßig selbstbewusst zu sein, sich selbst zu überschätzen und Risiken einzugehen, auch wenn man nicht über die notwendigen Fähigkeiten und Ressourcen verfügt, weil man sie überschätzt. Andererseits kann ein ausgeprägtes Gefühl der Unzulänglichkeit mit einer Unterschätzung der eigenen Fähigkeiten und Möglichkeiten auftreten, obwohl die Person eigentlich gute Voraussetzungen und Fähigkeiten besitzt, um die betreffende Situation oder Aufgabe zu bewältigen. Es kann sich um eine ängstliche Person handeln, die sich sorgt, akademisch schlechter als alle anderen in ihrem Studiengang zu sein, obwohl sie über gute Fähigkeiten und Einblicke in den Stoff verfügt. Manchmal ist bei ein und derselben Person auch eine komplexe Mischung aus Über- und Unterschätzung der eigenen Fähigkeiten zu beobachten, manchmal im Laufe der Zeit und manchmal gleichzeitig. Es kann auch ein „Missverhältnis“ zwischen Fähigkeiten und Handlungen bestehen, das weder auf eine Über- noch auf eine Unterschätzung der eigenen Fähigkeiten zurückzuführen ist, sondern eher Ausdruck einer desintegrierten Identität.

**Beispiele für die Selbstwahrnehmung bei Internalisierung und Externalisierung**

Personen mit *internalisierenden* Problemen (z. B. Negative Affektivität und Distanziertheit) neigen dazu, ihre Stärken und Ressourcen zu unterschätzen, während sie ihre Schwächen und Defizite überbewerten. Ebenso neigen Menschen mit *externalisierenden* Problemen (z. B. Dissozialität und Enthemmung) dazu, ihre eigenen Schwächen und Defizite zu unterschätzen und ihre eigenen Stärken und Ressourcen zu überschätzen.

Wenn Kliniker und Klinikerinnen diese Eigenschaften bei Patienten und Patientinnen aufdecken wollen, können sie damit beginnen, indem sie sie zum Beispiel nach ihren Träumen und Plänen fragen und diese mit den Eigenschaften vergleichen, die die Person bereits besitzt.

**Selbststeuerung**

Die Fähigkeit zur Selbststeuerung (die Fähigkeit, angemessene Ziele zu planen, auszuwählen und zu verwirklichen) ist wichtig, um im Leben voranzukommen und ein erfülltes Leben zu führen. Dazu gehört die Fähigkeit, angemessene und/oder sinnvolle Ziele im Leben zu setzen, zu verfolgen und zu verwirklichen. Diese Fähigkeit steht in engem Zusammenhang mit der menschlichen Fähigkeit, ein persönliches Narrativ zukünftiger Ziele zu konstruieren, das ein Gefühl von Kohärenz und Bedeutung vermittelt und das Zielbewusstsein der Person kontinuierlich unterstützt und strukturiert. Sie äußert sich in Form von Zielstrebigkeit und der Fähigkeit, im Laufe der Zeit in berufliche, intellektuelle und freizeitbezogene Interessen zu investieren, und zwar auf engagierte, aber ausgewogene Weise.

Bei einer Persönlichkeitsstörung kann die Sinnhaftigkeit auf verschiedene Weise beeinträchtigt sein. Aufgrund von Identitätsproblemen können Patienten und Patientinnen mit einer Persönlichkeitsstörung das Gefühl haben, dass ihnen ein „roter Faden" und damit eine Richtung im Leben fehlt. Sie können ziel- und richtungslos handeln, was sich in wechselnden Ausbildungs- und Arbeitsstellen manifestieren kann, selbst nach der Pubertät. Die Person ist sich in der Regel nicht bewusst, was sie im Leben erreichen oder vollbringen möchte, und dieses Muster kann auch dazu beitragen, eine bestehende Identitätsverwirrung aufrechtzuerhalten.

**Beispiele für Selbststeuerung bei Internalisierung und Externalisierung**

Personen mit *internalisierenden* Problemen (z. B. Negative Affektivität und Distanziertheit) zögern in der Regel, Ziele zu verfolgen, weil sie Risiken scheuen und Angst vor unkontrollierten, peinlichen Situationen haben (z. B. kann das Leben als gefährlich und riskant empfunden werden). Personen mit *externalisierenden* Problemen (z. B. Dissozialität und Enthemmung) verfolgen häufig Ziele, die ausschließlich dem persönlichen Gewinn und/oder der impulsiven und kurzfristigen Befriedigung eigener Bedürfnisse dienen. In manchen Fällen neigen Personen mit hoher Grandiosität zu Zaudern und Stagnation, weil sie sich einerseits als etwas Besonderes und anderen überlegen fühlen, andererseits aber auch eine unterschwellige Angst und Scham im Zusammenhang mit möglichem Versagen empfinden. In ähnlicher Weise neigen manche Menschen mit psychopathischen Zügen dazu, keine realistischen langfristigen Ziele zu verfolgen, was mit ihrem unverantwortlichen und parasitären Lebensstil und den pathologischen Lügen zu dessen Verschleierung zusammenhängen kann.

Es kann sich auch um Menschen handeln, die aufgrund von Ängsten und Gefühlen der Unzulänglichkeit ein verkümmertes Leben führen, in dem sie keine Chancen ergreifen, sich nicht für ihren Traumjob bewerben, obwohl sie die Qualifikationen dafür haben. Die Angst kann so groß sein, dass sie ihre Entschlossenheit blockiert oder lähmt und sie im Leben nicht weiterkommen.

Umgekehrt gibt es auch Menschen mit anankastischen und perfektionistischen Tendenzen, die einem überzogenen Zielbewusstsein unterliegen, das ihnen vorschreibt, ihre Ziele um jeden Preis zu erreichen und ihre Produktivität nach ihren eigenen überhöhten Maßstäben zu steigern. Dies ist auch bei Menschen zu beobachten, die unter Arbeitssucht leiden und sich nach einer gewissen Anerkennung durch andere sehnen, indem sie bestimmte Lebensziele verwirklichen (z. B. die erste Million verdienen oder 100 Artikel auf der Publikationsliste erreichen). Eine solch rigide und übertriebene Form der Zielorientierung kann eine starre und unbewegliche Identität widerspiegeln. Sie kann beispielsweise jemanden charakterisieren, der auch nach seinem 60. Lebensjahr an der Idee festhält, eines Tages ein berühmter Schauspieler zu werden, obwohl es zahlreiche Hinweise darauf gibt, dass dieser Traum nicht in Erfüllung gehen wird. Es kann auch auf jemanden zutreffen, der selbstherrliche und grandiose Vorstellungen hat und sich nur auf Führungspositionen bewirbt, obwohl er gerade seinen Abschluss gemacht und nur Absagen erhalten hat. Beispiele für unterschiedliche Schweregrade finden Sie in Tabelle 3-5.

**Tabelle 3-5:** Beispiele für Schweregrade einer gestörten Selbststeuerung

| | |
|---|---|
| **Leichtgradig** | Die Fähigkeit, sich angemessene Ziele zu setzen und auf sie hinzuarbeiten, ist aufgrund von Versagensängsten oder Schwierigkeiten bei der Bewältigung von Widrigkeiten beeinträchtigt. |
| **Mittelgradig** | Die Person gibt aufgrund mangelnder Emotionsregulierung selbst bei geringfügigen Widrigkeiten leicht auf; oder die Person verfolgt unvernünftigerweise Ziele, die keine Aussicht auf Erfolg haben. |
| **Schwergradig** | Die Person ist weitgehend unfähig, sich realistische Ziele zu setzen und zu verfolgen. |

## 3.2 Interpersonelles Funktionsniveau

Im Folgenden werden die vier Fähigkeiten, die sich auf das zwischenmenschliche Funktionieren beziehen, definiert und veranschaulicht: **Interesse an Beziehungen, soziale Kognition und Mentalisierungsfähigkeit, Intimität und Gegenseitigkeit** (Reziprozität) sowie **Umgang mit Konflikten.** Es ist wichtig zu betonen, dass diese Fähigkeiten naturgemäß miteinander verwoben sind (z. B. ist die soziale Kognition mit der Reziprozität verbunden) und mit Aspekten des Selbst interagieren (z. B. kann eine negative Wahrnehmung dessen, wie man von anderen gesehen wird, aus Minderwertigkeitskomplexen resultieren). Beispiele für funktionale und dysfunktionale Aspekte der zwischenmenschlichen Funktionsweise sind in Tabelle 3-6 aufgeführt.

### Interesse an Beziehungen

Für alle, oder zumindest für die große Mehrheit der Menschen, ist ein angemessenes Gleichgewicht zwischen dem Alleinsein und dem Zusammensein mit anderen wichtig. Bei einem normalen Interesse an Beziehungen wird es immer jemanden geben, der einem „den Rücken freihält". Das ist ein Schutz vor Bedrohungen und hilft, Einsamkeit und die Vulnerabilität bei Alleinsein (z. B. bei körperlicher Krankheit) zu vermeiden. Natürlich kann es individuell unterschiedlich sein, wie bei Menschen dieses Interesse an Beziehungen ausgeprägt ist. Manche bevorzugen ein enges Netz von ein oder zwei Vertrauten, während andere ein großes und ständig wechselndes Netz brauchen. Das alles ist eher eine Frage des Persönlichkeitsstils als der Funktion.

Im Falle einer Störung kann das Interesse an einer Beziehung auf unterschiedliche Weise beeinträchtigt sein. Ein Möglichkeit kann sein, dass die Person anderen Menschen gegenüber distanziert, unbeteiligt oder vermeidend ist. In seltenen Fällen kann eine solche Distanz auf mangelndes Interesse an und Gleichgültigkeit

**Tabelle 3-6:** Funktionale und dysfunktionale Beispiele für Interpersonelles Funktionsniveau

| Funktionale Persönlichkeit | Dysfunktionale Persönlichkeit |
|---|---|
| • Interesse an der Aufnahme von Beziehungen zu anderen | • unverbunden und ausweichend<br>• sucht nach Unterstützung/Bestätigung durch andere<br>• sucht nach Aufmerksamkeit der anderen |
| • Fähigkeit, die Sichtweise anderer zu verstehen und zu schätzen | • ignoriert die Perspektive der anderen<br>• denkt zu viel darüber nach, was andere denken und fühlen |
| • Fähigkeit, enge und lohnende Beziehungen aufzubauen und zu pflegen | • führt instabile Beziehungen<br>• verhält sich dominant oder unterwürfig |
| • Fähigkeit, Konflikte in Beziehungen zu bewältigen | • vermeidet Konflikte oder reagiert über |

gegenüber anderen Menschen zurückzuführen sein. Andere Menschen werden einfach als störendes Element empfunden, das Ärger und Lärm verursacht, und werden daher soweit wie möglich gemieden. Bei einem Großteil unserer Patienten und Patientinnen wird das Interesse an Beziehungen durch die Sorge beeinträchtigt, im Umgang mit anderen beschämt oder kritisiert zu werden, sodass sie Beziehungen vermeiden, obwohl sie sich nach Nähe und Anerkennung sehnen.

Darüber hinaus gibt es Patienten und Patientinnen, bei denen das zwischenmenschliche Interesse durch Überforderung beeinträchtigt ist. Dabei kann es sich um abhängige und unabhängige Personen handeln, die sich nicht in der Lage fühlen, auf eigenen Füßen zu stehen und immer wieder die Unterstützung anderer suchen, um alltägliche Entscheidungen zu treffen. Es kann sich auch um Menschen handeln, die es genießen, nicht im Mittelpunkt der Aufmerksamkeit zu stehen, was ein unnatürlich intensives Interesse an der Teilnahme an Gemeinschaften einschließt. Und schließlich kann ein verzweifeltes Interesse an Beziehungen, oft intimen Beziehungen, bestehen, das durch die Angst vor dem Verlassenwerden genährt wird. Wenn ein Kliniker oder eine Klinikerin etwas über das Interesse an Beziehungen herausfinden möchte, ist es eine gute Methode, ein Tortendiagramm zu zeichnen und die Person zu bitten, Freunde und Bekannte in einem gewissen Abstand zur Mitte (der Person selbst) zu platzieren. Platzierungen von anderen, die auf Vertrauen und Nähe basieren, zeigen oft klare Muster wie übermäßige Abhängigkeit, Unabhängigkeit oder Ausgeglichenheit.

**Beispiele für das Interesse an Beziehungen bei Introversion und Extraversion**

Personen mit einem *introvertierten* und zurückhaltenden Wesen (z. B. hohe Distanziertheit und geringe Enthemmung) können aus Sorge vor kritischen Beobachtungen anderer ausweichend und schüchtern sein. Personen mit einem *extrovertierten* und kontaktfreudigen Wesen (z. B. geringe Distanziertheit und hohe Dissozialität) sehnen sich möglicherweise nach Kontakt und der Aufmerksamkeit anderer. Es kann besonders wichtig sein, die Bandbreite der Probleme zu berücksichtigen: Treten sie isoliert in bestimmten Kontexten auf, z. B. in unmittelbaren Beziehungen, oder in allen Beziehungen, z. B. zu Freunden, zur Familie, zur Arbeit, zur Freizeit und zur Gemeinschaft. Wenn der Schweregrad hoch ist, werden in der Regel die meisten Kontexte abgedeckt.

### Soziale Kognition und Mentalisierungsfähigkeit

Die Fähigkeit, die Perspektiven anderer zu verstehen und zu würdigen, ist eine neutrale Beschreibung dessen, was in der sozialen Kognition und Mentalisierung vor sich geht. Es handelt sich um die Fähigkeit, sich vorzustellen, was andere denken und fühlen, ohne zu viel zwischen den Zeilen zu lesen. Im Allgemeinen geht es bei dieser Fähigkeit um die Fähigkeit, auf die mentalen Zustände anderer zu schließen, darüber nachzudenken und sie in persönlichen und sozialen Interaktionen zu nutzen. Die Fähigkeit, sich vorzustellen, was andere denken oder fühlen, wird oft als „Mentalisieren" bezeichnet oder als Theorie darüber, was in den Köpfen anderer Menschen vor sich geht („Theory of Mind", ToM). Dieser Prozess findet in erster Linie außerhalb des Aufmerksamkeitsfokus statt und zielt darauf ab, das Verhalten anderer Menschen in Bezug auf mentale Zustände (z. B. Bedürfnisse, Gefühle, Wünsche, Überzeugungen, Ziele, Absichten und Motivationen) zu interpretieren und zu verstehen sowie korrekte Rückschlüsse auf mentale Zustände zu ziehen.

**Beispiele für soziale Kognition und Mentalisierung bei Internalisierung und Externalisierung**

Personen mit *internalisierenden* Problemen (z. B. Negative Affektivität und Distanziertheit) sind in der Regel übermäßig mit Signalen anderer beschäftigt und reagieren überempfindlich auf Anzeichen, die auf Ablehnung oder Kritik hindeuten könnten. Personen mit *externalisierenden* Problemen (z. B. Dissozialität und Enthemmung) zeigen oft ein mangelndes Interesse an den Bedürfnissen, Gefühlen und Leiden anderer und einen Mangel an Reue.

Im Wesentlichen kann diese Fähigkeit auf zwei sehr unterschiedliche Arten beeinträchtigt sein. Einerseits kann die Person die Perspektiven anderer Menschen übersehen oder nur schwer erkennen, was als „Hypomentalisierung" bezeichnet wird. Andererseits kann die Person zu viel in die Gedanken und Gefühle anderer hineininterpretieren, was oft als „Hypermentalisierung" bezeichnet wird. In anderen Fällen können Aspekte der Mentalisierungsfähigkeit intakt, aber extrem unausgewogen sein – zum Beispiel kann die Person in der Lage sein, die Perspektive anderer zu verstehen, sie aber nicht zu würdigen, wie es bei Menschen mit Dissozialität der Fall ist. In diesem Fall kann man von einer „kalten" Mentalisierungsfähigkeit sprechen, bei der die Person kognitives und instrumentelles, aber kein emotionales Einfühlungsvermögen besitzt. Umgekehrt haben viele Menschen mit einer Persönlichkeitsstörung auch Probleme mit der sozialen Kognition und zeigen übermäßige Affekte in Bezug auf Situationen und andere Menschen. Dies kann mit wiederholten Erfahrungen in Bindungsbeziehungen zusammenhängen, in denen die Person ihre „Fühler ausstrecken" musste, um sich an das Verhalten der Bezugsperson anzupassen. Tabelle 3-7 zeigt Beispiele für den Schweregrad der Beeinträchtigung der sozialen Kognition und Mentalisierungsfähigkeit.

### Intimität und Gegenseitigkeit (Reziprozität)

Die Fähigkeit und das Interesse, enge und für beide Seiten befriedigende Beziehungen aufzubauen und aufrechtzuerhalten, ist eine wichtige Voraussetzung für die Evolution der Menschheit. Ohne diese Fähigkeit zu Intimität und Reziprozität würden Menschen keine Bindungen eingehen, sich nicht fortpflanzen und keine Unterstützung und Anleitung von anderen erhalten (Baumeister & Leary, 1995).

**Tabelle 3-7:** Beispiele für Schweregrade von Beeinträchtigungen der sozialen Kognition und Mentalisierungsfähigkeit

| | |
|---|---|
| **Leichtgradig** | Einschränkungen der Fähigkeit, die Perspektive anderer zu verstehen und zu würdigen (einschließlich übermäßiger Empathie); diese führen zu Problemen bei der Entwicklung enger und für beide Seiten befriedigender Beziehungen. |
| **Mittelgradig** | Starke Einschränkung der Fähigkeit, die Perspektive anderer zu verstehen und zu würdigen; diese behindern die Entwicklung enger und für beide Seiten befriedigender Beziehungen. |
| **Schwergradig** | Neben schweren Einschränkungen der Denkfähigkeit können auch erhebliche Probleme beim Erkennen und Anerkennen unerwünschter Emotionen (z. B. Wut oder Traurigkeit) auftreten. |

Die Fähigkeit kann sich sowohl auf intime oder romantische Beziehungen als auch auf enge Beziehungen im Allgemeinen (z.B. zur Familie oder zu einem engen Freund) und auf Beziehungen beziehen, von denen man auf der einen Seite profitiert, zu denen man auf der anderen Seite auch beiträgt („Geben-und-Nehmen-Beziehungen"). Es gibt grundsätzlich vier Arten von Störungen, die mit dieser Fähigkeit verbunden sind.

**Beispiele für Intimität und Gegenseitigkeit bei Internalisierung und Externalisierung**

Personen mit *internalisierenden* Problemen (z.B. Negative Affektivität und Distanziertheit) zögern in der Regel, Beziehungen zu anderen Menschen einzugehen, wenn sie nicht sicher sind, dass sie akzeptiert werden. In intimen Beziehungen können sie gehemmt sein und die Gegenseitigkeit und Offenheit einschränken, weil sie Angst haben, lächerlich gemacht oder beschämt zu werden. In Beziehungen werden sie oft dazu neigen, sich ständig mehr um die Bedürfnisse anderer zu kümmern als um ihre eigenen, weil sie nicht in der Lage sind, ihre Bedürfnisse zu äußern und Grenzen zu setzen.

Personen mit *externalisierenden* Problemen (z.B. Dissozialität und Enthemmung) zeigen in der Regel kein echtes Interesse an den Erfahrungen anderer und/oder ihre Beziehungen sind oberflächlich und dienen nur ihren eigenen Bedürfnissen. In intimen Beziehungen sind sie oft ausbeuterisch und betrügerisch. In anderen Beziehungen stehen Einschüchterung und/oder Dominanz im Vordergrund, und sie kooperieren nur zum persönlichen Vorteil, ohne Beziehungen wirklich als auf Gegenseitigkeit beruhend zu betrachten.

Erstens kann es sein, dass die Fähigkeit oder der Mut, enge Beziehungen aufzubauen und zu pflegen, eingeschränkt sind. Es könnte sich um eine Person handeln, die durch Ängste, Unsicherheit und Scham gehemmt ist. Es könnte sich aber auch um eine Person handeln, die kein natürliches Verlangen verspürt, mit anderen Menschen etwas zu teilen oder jemand anderen an ihren wahren Gedanken und Gefühlen teilhaben zu lassen. Es kann ihnen schwerfallen, sich einer anderen Person zu öffnen, was ihre Fähigkeit beeinträchtigt, einem Ehepartner, Freund oder Partner nahezukommen. Oft fühlen sich die Betroffenen auch einsam, wenn sie in Gesellschaft anderer sind.

Zweitens kann es zu intensiven, instabilen und turbulenten intimen Beziehungen kommen. Dieses Muster steht oft in engem Zusammenhang mit einer Dysfunktion in den anderen Bereichen. In solchen Fällen kann sich die Person in einer ungesunden und abhängigen Weise übermäßig an einen Partner gebunden fühlen. Dies kann dazu führen, dass sie sich als Einzelperson verloren und verzweifelt fühlt oder ständig eine Beziehung sucht, um sich von anderen bewundert zu fühlen. Häufig haben Menschen mit einer mittel- bis schwergradigen Persönlichkeitsstörung so viel Angst vor einer Zurückweisung oder dem Verlassenwerden, dass sie ihren Partner oder ihre Partnerin wegstoßen oder sich trennen, um den möglichen Schmerz einer Trennung zu vermeiden bzw. vorwegzunehmen. In den schwergradigen Fällen interagieren solche Personen nur dann mit anderen Menschen, wenn es unbedingt notwendig ist. Schließlich manifestiert sich diese Fähigkeit oft auch in der Sexualität der Betroffenen, insbesondere in der Fähigkeit, Sexualität mit emotionaler Intimität zu verbinden (z. B. Zärtlichkeit mit Erotik zu kombinieren).

Drittens kann es intime Beziehungen geben, in denen die Person mit einer Persönlichkeitsstörung die unterwürfige und zurückhaltende Rolle übernimmt, was in den schwersten Fällen zu Gewalt und Missbrauch führen kann, ohne dass die Person in der Lage ist, ihre Meinung zu sagen oder sich selbst zu schützen. Es handelt sich um eine Beziehung, in der die Person gibt, ohne eine Gegenleistung zu erhalten, während die andere Partei einfach ausnutzt und erhält.

Schließlich kann es auch die umgekehrte Konstellation geben, bei der die Person mit einer Persönlichkeitsstörung die engen Beziehungen, in die sie eingebunden ist, dominiert, ausnutzt und Vorteile daraus zieht. Dabei kann es sich um ein opportunistisches oder parasitäres Verhalten handeln, das die Person generell in ihren Beziehungen zu anderen anwendet. Anstatt für den Haushalt zu sorgen, verlässt sich die Person beispielsweise auf einen hart arbeitenden Partner, der immer für Unterkunft und Essen auf dem Tisch sorgt. Tabelle 3-8 zeigt Beispiele für den Schweregrad einer gestörten Intimität und Gegenseitigkeit.

**Tabelle 3-8:** Beispiele für den Schweregrad einer gestörten Intimität und Gegenseitigkeit

| | |
|---|---|
| **Leichtgradig** | Beziehungen können durch einen Mangel an Gegenseitigkeit gekennzeichnet sein, zum Beispiel in Form von Abhängigkeit, bei der die Person in einem Maße nachsichtig ist, das ihr zum Nachteil gereicht. |
| **Mittelgradig** | Beziehungen können sehr einseitig sein und anhaltende Probleme aufweisen, z. B., wenn die Person sehr dominant oder unterwürfig ist. |
| **Schwergradig** | Soweit die Person Beziehungen unterhält, sind diese nicht auf Gegenseitigkeit angelegt, sondern oberflächlich, extrem einseitig und unbeständig. Familiäre Beziehungen sind typischerweise nicht vorhanden (trotz lebender Verwandter). |

### Umgang mit Konflikten

Eine natürliche Komponente der Fähigkeit, für beide Seiten befriedigende Beziehungen aufzubauen und aufrechtzuerhalten, ist auch die Fähigkeit, mit Konflikten in diesen Beziehungen auf gesunde Weise umzugehen, indem man sich nicht zu viel oder zu wenig gefallen lässt. In der Praxis geht es um die Kunst, seine Kämpfe weise zu wählen. Manchmal ist es besser, sein Recht auf Kosten der Beziehung durchzusetzen, manchmal ist das Gegenteil der Fall. Konfliktfähigkeit ist eine wichtige Voraussetzung für die Aufrechterhaltung stabiler Arbeitsbeziehungen, sei es in der Familie oder im Berufsleben. Menschen, die damit erhebliche Probleme haben, können Schwierigkeiten haben, mit anderen Menschen auszukommen. Manche Menschen haben damit zu kämpfen, weil sie stur und engstirnig sind und im Grunde genommen nicht wollen, dass andere Menschen sich einmischen. Andere haben aufgrund von Affektlabilität und Problemen mit der Mentalisierungsfähigkeit Schwierigkeiten mit der Konfliktbewältigung, obwohl sie sich eigentlich nach Zusammengehörigkeit und Stabilität sehnen.

In schwergradigen Fällen der Störung kann es zu einer einseitigen Konfliktbewältigung kommen, bei der die Person immer auf eine konfliktvermeidende Weise aufgibt, während der Partner seinen Willen bekommt. Dies kann ein erschöpfendes und selbstzerstörerisches Muster sein, das mit einem Mangel an Gegenseitigkeit einhergeht. Umgekehrt kann es auch eine andere Art der einseitigen Konfliktbewältigung geben, bei der die Person mit einer Persönlichkeitsstörung diejenige ist, die in jeder Diskussion immer Recht haben muss; für alle anderen um sie herum bedeutet das, dass sie sich unterordnen und „wie auf Eierschalen“ gehen müssen, um keinen Aufruhr zu verursachen und den Frieden zu wahren. Personen mit solchen Tendenzen können aufgrund von großem Misstrauen oder antisozialem Verhalten und einem völligen Mangel an Altruismus ganz unfähig sein, mit anderen zusammenzuarbeiten.

**Beispiele für den Umgang mit Konflikten bei Internalisierung und Externalisierung**

Personen mit *internalisierenden* Problemen (z. B. Negative Affektivität und Distanziertheit) neigen möglicherweise dazu, Konflikte zu vermeiden, um anderen „zu gefallen“, was auf Kosten ihrer eigenen Bedürfnisse geht. Menschen mit *externalisierenden* Problemen (z. B. Dissozialität und Enthemmung) neigen möglicherweise dazu, Konflikte zu suchen oder zu provozieren, entweder weil sie einen „Kick“ daraus ziehen oder weil es ihnen ein Gefühl von Macht gibt.

Zusammenfassend lässt sich sagen, dass es Menschen gibt, die überreagieren und vielleicht einen „Kick" aus einem Konflikt ziehen, während andere unterreagieren und Konflikten aus dem Weg gehen, was auf lange Sicht für sie selbst schädlich sein kann. In manchen Fällen kann ein und dieselbe Person in einer Beziehung unterwürfig sein und in einer anderen überreagieren und dominieren. Menschen mit einer normalen Persönlichkeit bemühen sich oft um eine ausgewogene Konfliktbewältigung, d.h., sie zeigen eine gewisse Flexibilität, indem sie in der Lage sind, ihren Standpunkt zu vertreten, aber auch zurückzustecken und ihre eigenen Fehler und Unzulänglichkeiten zu erkennen. Wenn ein Kliniker oder eine Klinikerin daran interessiert ist, diese Fähigkeit aufzudecken, liegt es nahe, nach konkreten Konfliktsituationen zu fragen und sich so ein Bild von den Neigungen der Person sowohl in der Situation selbst als auch bei der Lösung des Konflikts zu machen. Tabelle 3-9 zeigt Beispiele für Schweregrade einer gestörten Konfliktbewältigungsfähigkeit.

## 3.3 Emotionale Manifestationen

Wie bereits beschrieben, wird der Schweregrad einer Persönlichkeitsstörung nicht nur durch die beeinträchtigten Persönlichkeitsfunktionen (z.B. Minderwertigkeitsgefühle und mangelndes Verständnis für die Sichtweise anderer) bestimmt, sondern auch durch die Art und Weise, wie sich die Störung emotional (z.B. emotionale Überreagibilität auf kleine Rückschläge), kognitiv (z.B. unrealistische oder psychotische Interpretationen in Stresssituationen) und verhaltensmäßig (z.B. Selbstverletzung als Versuch, schwierige Emotionen zu regulieren)

**Tabelle 3-9:** Beispiele für Schweregrade gestörter Konfliktbewältigungsfähigkeiten

| | |
|---|---|
| **Leichtgradig** | Beziehungen sind in der Regel durch regelmäßige oder häufige kleinere Konflikte gekennzeichnet, die nicht so schwerwiegend sind, dass sie zu ernsthaften oder langfristigen Trennungen führen. Alternativ können Beziehungen auch durch Konfliktvermeidung gekennzeichnet sein, bei der die Person in einem Maße nachgiebig ist, das ihr zum Nachteil gereicht. |
| **Mittelgradig** | Tendenz zu häufigeren, schwereren und explosiveren Konflikten. |
| **Schwergradig** | Soweit die Person Beziehungen hat, sind diese hochgradig konfliktreich, oft bis hin zur Gewalt. Die familiären Beziehungen sind nicht vorhanden, wenn nicht durch erhebliche Konflikte beeinträchtigt. |

manifestiert. Bei der Bewertung des Schweregrads müssen insbesondere die Schwere und die Rigidität dieser Manifestationen berücksichtigt werden. Die meisten Menschen können gelegentlich solche Manifestationen zeigen (z. B. emotionale Überreagibilität oder relativ selten auch Lähmung in einer bestimmten Situation), ohne dass dies unbedingt ein Muster darstellt.

Es ist wichtig, die Erscheinungsformen als natürlich miteinander verwoben und mit den Grundfähigkeiten sowie mit individuellen Persönlichkeitsmerkmalen verbunden zu betrachten. So ist es beispielsweise natürlich, dass Menschen mit vorherrschender Negativer Affektivität (z. B. emotionale Labilität) eine mangelhafte Fähigkeit haben, ein insgesamt positives Selbstwertgefühl aufrechtzuerhalten, und häufig emotionale Manifestationen in Form von emotionaler Überreagibilität und Unsicherheit bei der Entscheidungsfindung zeigen. Im Folgenden werden zunächst die emotionalen Manifestationen der Persönlichkeitsfunktion skizziert, zu denen **emotionale Breite und Angemessenheit, Unter- und Überregulierung von Emotionen** sowie die **Fähigkeit, die eigenen Emotionen zu erkennen**, gehören.

### Breite und Angemessenheit emotionaler Erfahrungen und emotionalen Ausdrucks

Emotionen beziehen sich in der Regel auf das bewusste Erleben von Emotionen, während der Begriff „Emotionen" oft weiter gefasst wird und sowohl vorbewusste als auch biologisch bedingte Reaktionen umfasst. Emotionen geben dem Leben Farbe und Sinn, können aber auch überwältigend werden und zu schlechten Entscheidungen und unangemessenem Verhalten führen. Die Emotionsregulierung ermöglicht es uns Menschen, die ganze Bandbreite an Emotionen (z. B. Trauer, Wut, Angst, Freude und Verachtung) zu erleben und gleichzeitig unsere Emotionen in einer bestimmten Situation und im Einklang mit kulturellen und kontextbezogenen Erwartungen und Normen unter Kontrolle zu halten. Störungen der emotionalen Breite und Angemessenheit können sowohl ein Mangel an der Fähigkeit sein, bestimmte Emotionen oder mehrere Emotionen gleichzeitig zu erleben. Dies führt häufig dazu, dass emotionale Reaktionen nicht in gesunder und angepasster Weise ausgedrückt werden.

### Unter- und Überregulierung von Emotionen

Die Regulierung von Emotionen ist eine entscheidende Fähigkeit des Menschen, da Emotionen bekanntermaßen eine wichtige Rolle für unser Wohlbefinden, unsere Beziehungen und unser Überleben spielen. Menschen mit emotionaler Dysregulation reagieren oft überempfindlich auf Situationen oder Menschen, sowohl im Positiven wie auch im Negativen. Wenn die Fähigkeit zur Emotionsregulierung intakt ist, kann die Person ausgereifte Bewältigungsstrategien anwenden, einschließlich Selbstregulierung, absichtlicher Unterdrückung oder Sublimierung schwieriger Emotionen, während eine gestörte Emotionsregulierung mit unreifen Abwehrmechanismen wie Verdrängung, Dissoziation und Projektion einhergehen kann.

Im Wesentlichen ist die Persönlichkeitsstörung durch zwei Arten von gestörter Emotionsregulation gekennzeichnet. Einerseits können Menschen mit einer Persönlichkeitsstörung ihre Emotionen nicht kontrollieren, was ihnen ernsthafte Probleme mit anderen Menschen bereitet (z. B. Explosivität). Andererseits können manche Menschen mit einer Persönlichkeitsstörung auch emotional so zurückgezogen oder verschlossen sein, dass sich andere über mangelnden Gefühlsausdruck beschweren. In komplexen und schwergradigen Fällen kann ein und dieselbe Person zwischen Unter- und Überregulierung hin- und herpendeln und beispielsweise zwischen dissoziativen und projektiven Abwehrhaltungen wechseln.

### Fähigkeit, eigene Emotionen zu erkennen

Diese Fähigkeit bezieht sich darauf, schwierige oder unerwünschte Emotionen (z. B. Wut und Traurigkeit) nicht nur zu erkennen, sondern auch zuzugeben. Die oben erwähnte Fähigkeit zur Emotionsregulation wird durch die Fähigkeit des Individuums unterstützt, affektiv bedeutsame Erfahrungen zu erkennen, anzuerkennen, zu symbolisieren (d. h., die Emotion eher mental als verhaltensmäßig zu repräsentieren) und zu „denken, bevor man handelt" (Bateman & Fonagy, 2016). Die Fähigkeit, die eigenen Emotionen zu erkennen, beinhaltet daher auch die Fähigkeit, Affektzustände richtig zu integrieren und zu verbalisieren, auch die unerwünschten oder unangenehmen.

Ein spezieller Begriff, der häufig verwendet wird, um die mangelnde Fähigkeit zu beschreiben, die eigenen Gefühle zu erkennen, ist Alexithymie. Viele Menschen mit Persönlichkeitsstörung leiden unter Alexithymie, was bedeutet, dass ihnen die Worte fehlen oder sie blind für ihre eigenen Gefühle sind („Gefühlsblindheit"). Alexithymie ist an sich ein mehrdimensionales Phänomen. Menschen sind unterschiedlich gut in der Lage, zwischen verschiedenen Gefühlszuständen zu unterscheiden, und haben im Allgemeinen ein unterschiedlich starkes Interesse am Gefühlsleben. Alexithymie kann drei Hauptformen annehmen, die oft miteinander interagieren.

- Erstens handelt es sich um eine Unfähigkeit, Emotionen zu erkennen, d. h., sie körperlich zu spüren.

- Zweitens kann jemand in der Lage sein, Emotionen zu erkennen, hat aber große Schwierigkeiten, sie zu beschreiben, z. B. werden alle Emotionen einfach mit allgemeinen Begriffen wie ärgerlich, frustrierend oder stressig bezeichnet.
- Drittens besteht eine Tendenz zur Externalisierung, was in diesem Zusammenhang bedeutet, dass die Person ihrem Gefühlsleben wenig Aufmerksamkeit und Interesse entgegenbringt und sich stattdessen eher auf das Körperliche und Konkrete konzentriert.

Ein Großteil der psychotherapeutischen Behandlung zielt darauf ab, die Fähigkeit der Person zu verbessern, ihre Emotionen zu fühlen und zu verbalisieren, und in vielen Fällen kann dies ein wesentlicher Bestandteil der Verbesserung der Persönlichkeitsfunktion sein (Simonsen et al., 2021).

In einigen Fällen können Schwierigkeiten beim Erkennen der eigenen unerwünschten Emotionen (z. B. Wut über die Art und Weise, wie der Chef einen behandelt hat) dadurch ausgedrückt werden, dass die Emotion auf eine sicherere Person (z. B. den Ehepartner oder einen engen Freund) übertragen wird, die dann stattdessen zum Objekt der Wut wird. Bei einer schwergradigen Persönlichkeitsstörung können die eigenen unerwünschten Emotionen (z. B. Wut oder Eifersucht) in Form einer projektiven Identifikation auf andere Personen übertragen werden (Caligor et al., 2018). Zum Beispiel kann die Person in einer stressigen Situation wahrnehmen oder interpretieren, dass andere wütend auf sie sind, obwohl sie in Wirklichkeit selbst unerwünschte Gefühle von Wut erlebt. In der Praxis kann der Empfänger oder die Empfängerin der Projektion auf subtile Weise unter Druck gesetzt oder manipuliert werden, damit er sich im Einklang mit dem projizierten Thema (z. B. Wut) verhält, was wiederum zur Aufrechterhaltung der zwischenmenschlichen Dysfunktion beiträgt.

## 3.4 Kognitive Manifestationen

Wie bereits erwähnt, wird der Schweregrad einer Persönlichkeitsstörung nicht nur dadurch bestimmt, wie sich die Störung emotional, sondern auch kognitiv manifestiert (z. B. unrealistische oder psychotische Wahrnehmungen in Stresssituationen). Im Folgenden werden wir daher die kognitiven Manifestationen der Persönlichkeitsfunktion skizzieren, zu denen die **Realitätsprüfung**, die **Entscheidungsfindung und das Urteilsvermögen** sowie die **Stabilität und Flexibilität der Überzeugungen** gehören.

**Realitätsprüfung**

Die Beschreibung „realistisches, situatives und zwischenmenschliches Urteilsvermögen, insbesondere unter Stress" ist eine neutrale Definition dessen, was traditionell als „Realitätsprüfung" bezeichnet wird. Das Bedürfnis, unsere innere Welt von der realen Außenwelt unterscheiden zu können, begegnet uns allen im täglichen Leben. Stellen Sie sich vor, Sie haben gerade einen Arbeitskollegen gegrüßt, aber er hat nicht geantwortet und sah mürrisch aus. Ihr erster Gedanke könnte sein, dass Ihr Kollege aus irgendeinem Grund wütend auf Sie ist. Aber da Ihre Fähigkeit zur „Realitätsprüfung" intakt ist, stellen Sie schnell fest, dass Ihr Kollege Sie vielleicht nicht gesehen hat, in Gedanken versunken war, Magenschmerzen hatte oder wegen persönlicher Anliegen mürrisch war.

In Anlehnung an dieses Beispiel können Sie sich auch eine Ihrer Patientinnen vorstellen, die verzweifelt ist, weil ihr Freund ihr seit fast drei Stunden keine SMS mehr geschickt hat und auch auf Anrufe nicht reagiert. Daraus könnte Ihre Patientin den Schluss ziehen, dass ihr Freund sie verlassen und eine andere Frau gefunden haben muss, die er plötzlich kennengelernt hat. In Wirklichkeit hat er aber weder eine Nachricht noch einen Anruf von seiner Freundin erhalten, weil der Akku seines Mobiltelefons leer ist.

Bis hierher spiegeln diese Beispiele eine Art Zusammenbruch der Fähigkeit zur Mentalisierung wider. Wenn wir uns aber ein noch höheres Niveau der gestörten Realitätsprüfung vorstellen, könnten wir es mit etwas zu tun haben, das Wahnvorstellungen und Psychosen ähnelt, weil es an der Grenze zu einem vollwertigen psychotischen Zustand liegt, in dem die subjektive Wahrnehmung einen absoluteren Charakter annimmt.

Die Realitätsprüfung bezieht sich traditionell auf die Fähigkeit von Menschen, ihre inneren Gedanken, Gefühle und Ideen von den Ereignissen in der Umwelt zu unterscheiden. Bei einer erfolgreichen Realitätsprüfung geht es darum, eine Situation so zu sehen, wie sie wirklich ist, und nicht so, wie man sie erhofft oder befürchtet. Wir alle können unsere Wahrnehmungen auf einem solchen Spektrum verorten, das von einer gemeinsamen Realität bis zu einer privaten Realität reicht. Die Fähigkeit zur Realitätsprüfung ist wichtig für das Verständnis von Persönlichkeitsstörungen, da sie bei Personen mit unterschiedlichen Ausprägungen der Persönlichkeitspathologie häufig beeinträchtigt oder mangelhaft ist.

Bei schwergradigen Persönlichkeitsstörungen kommt es häufig zu einem vorübergehenden Verlust der Realitätsprüfung, entweder in sehr stressigen oder emotional aufgeladenen Situationen oder wenn die Person unter dem Einfluss von Drogen und/oder Alkohol steht. Es ist zu beachten, dass ein anhaltender Verlust der Realitätsprüfung nicht charakteristisch für eine Persönlichkeitsstörung ist, sondern zu weiteren Untersuchungen auf eine psychotische Störung führen sollte. Die Diagnose einer Persönlichkeitsstörung sollte im Allgemeinen nicht gestellt werden, wenn sich die Person akut in einem solchen Zustand befindet. Bei Personen mit einer schwergradigen Persönlichkeitsstörung können solche vorübergehenden psychoseähnlichen Erfahrungen jedoch aufgrund einer sehr verletzlichen und desintegrierten inneren Persönlichkeitsstruktur in Kombination mit sehr unreifen Bewältigungsstrategien, die häufig in unklaren Situationen oder unter Druck auftreten, normal sein (Caligor et al., 2018). Diese treten typischerweise im Kontext von hohem Affekt, Stress, Dissoziation und Erinnerungen an Kindheitstraumata auf, wodurch die Symptome nicht nur aktiviert werden, sondern sich auch verstärken können (Beatson et al., 2019; D'Agostino et al., 2019). Allerdings ist es unwahrscheinlich, dass schizophreniforme Symptome wie formale Denkstörungen, bizarre Wahnvorstellungen und Negativsymptome mit dem Schweregrad der Persönlichkeitsstörung in Zusammenhang stehen. Das Gleiche gilt in der Regel auch für somatische und grandiose Wahnvorstellungen und andere anhaltende Halluzinationen (Beatson et al., 2019).

Als psychopathologischer Prozess kann die kompromittierte Realitätsprüfung eine sehr konkrete Erfahrungsqualität haben, die auftritt, wenn die Person eine Form von emotionalem Druck erfährt. In solchen Fällen ist die unmittelbare subjektive Erfahrung (z.B. Misstrauen und wahrgenommene Bedrohung) alles, was es gibt. In diesem Moment nimmt die Erfahrung die Qualität einer absoluten Realität an. In dieser Situation gibt es aus der Sicht der Patienten und Patientinnen keine Unterscheidung zwischen dem eigenen inneren und dem äußeren Leben. Was sie denken und fühlen, wird einfach als absolute Realität bewertet und erlebt, sodass kein Raum für alternative Perspektiven bleibt. Eine solche Ausprägung der gestörten Realitätsprüfung ähnelt Harry S. Sullivans (1968) Konzept der „parataktischen Verzerrung", bei der die falsche Wahrnehmung anderer auf vergangenen Erfahrungen und projizierten Phantasien des Wahrnehmenden beruhen kann. Nach Kernbergs Theorie darüber, wie sich die Persönlichkeit auf verschiedenen Strukturniveaus organisiert, ist die Realitätsprüfung definiert als die Fähigkeit, konventionelle Vorstellungen von der Realität zu bewerten (Kernberg & Caligor, 2005). Wenn Personen mit einer schwergradigen Persönlichkeitsstörung emotionalem Druck ausgesetzt sind, können sie von Zeit zu Zeit in eine „private Realität" gezogen werden. In der Mentalisierungstheorie wird dieser Zustand als „psychischer Äquivalenzmodus" bezeichnet, d.h. als ein Zustand, in dem die innere Gedankenwelt kontrolliert wird und keinen repräsentativen Charakter hat (Bateman & Fonagy, 2016).

Eine leichtgradige Persönlichkeitsstörung kann mit dem einhergehen, was in der kognitiven Verhaltenstherapie als Verzerrungen bezeichnet wird: In Stress- oder Drucksituationen erwartet die Person möglicherweise das Schlimmste (katastrophisierendes Denken) oder fühlt sich durch die Kritik anderer leicht zurückgewiesen. In dieser Hinsicht unterscheidet sich eine leichte Störung der Realitätsprüfung nicht grundlegend von den kognitiven Verzerrungen, die mit Depressionen und Angstzuständen einhergehen. Bei einer schwergradigen Persönlichkeitsstörung ist die Stärke dieser Verzerrungen deutlich erhöht, sodass die Person unter Druck den Bezug zur Realität verlieren kann, z. B. in Form von extremem Misstrauen, außerkörperlichen Erfahrungen, oder wenn sie etwas sieht oder hört, was andere nicht wahrnehmen. Neben den Unterschieden in der Erlebnisqualität muss der Grad der Realitätsprüfung auch im Zusammenhang mit den anderen Fähigkeiten der Persönlichkeit gesehen werden, die einen verstärkenden oder modifizierenden Einfluss haben können. In Tabelle 3-10 finden Sie Beispiele für die Schweregrade gestörter Realitätsprüfung.

Die Einschätzung der Realitätsprüfung kann einer der Punkte bei der Beurteilung der Persönlichkeit sein, bei dem der Arzt oder die Ärztin die Angehörigen in den Beurteilungsprozess einbeziehen muss, da es in vielen Fällen für die Person sowohl schwierig als auch beschämend sein kann, sich daran zu erinnern. Darüber hinaus müssen Ärzte und Ärztinnen besonders darauf achten, präzise Fragen zu stellen und ggf. Episoden zu erfragen, in denen die persönlichkeitsgestörte Person schwerem Stress ausgesetzt war. Ein Hauptaugenmerk soll hierbei darauf liegen, Unterschiede und Ähnlichkeiten in der Wahrnehmung der Situation durch die Person hier und jetzt im Vergleich zu damals herauszustellen.

**Tabelle 3-10:** Beispiele für Schweregrade von gestörter Realitätsprüfung unter Stress

| | |
|---|---|
| **Leichtgradig** | Das situative und zwischenmenschliche Urteilsvermögen der Person kann etwas verzerrt sein, aber die Realitätsprüfung bleibt in der Regel intakt. |
| **Mittelgradig** | Es kann zu erheblichen Verzerrungen in der Beurteilung von Situationen und zwischenmenschlichen Beziehungen sowie zu leichten dissoziativen Zuständen oder psychoseähnlichen Überzeugungen oder Wahrnehmungen (z. B. paranoide Ideen) kommen. |
| **Schwergradig** | Es kann zu extremen Verzerrungen in der Beurteilung von Situationen und zwischenmenschlichen Beziehungen kommen, oft auch zu dissoziativen Zuständen oder psychoseähnlichen Überzeugungen oder Wahrnehmungen (z. B. extrem paranoide Reaktionen). |

### Entscheidungsfindung und Urteilsvermögen

Gesunde Persönlichkeitsfunktionen, zu denen Identitätsstabilität, ein reguliertes Gefühlsleben, eine realistische Einschätzung der eigenen Stärken und Schwächen, ein insgesamt stabiles und positives Selbstwertgefühl und eine flexible Fähigkeit zur Selbststeuerung und Zielorientierung gehören, sind ein natürlicher Ausdruck einer gesunden Fähigkeit, in unsicheren Situationen angemessene Entscheidungen zu treffen. Umgekehrt geht eine gestörte Persönlichkeitsfunktion häufig mit einer unzureichenden Fähigkeit einher, in unsicheren Situationen angemessene Entscheidungen zu treffen, was sich in einem Mangel an Integrität, Autonomie und Handlungsfähigkeit unter Druck äußern kann (McAdams, 2020). Entscheidungsfindung und Urteilsvermögen sind besonders eng mit der Identität und der Kohärenz einer Person verbunden, da Entscheidungen und Urteilsvermögen situiert und somit in einem kohärenten Zusammenhang mit Gegenwart und Zukunft stehen. Die Person orientiert sich auf die Zukunft hin (z.B. Erreichen eines Ziels oder Lösen eines Konflikts), indem sie sich an die Gegenwart anpasst (z.B. Wahl des Friedens zu Ungunsten der Gerechtigkeit). Diese Manifestation ist ein Ausdruck der Strategien, die an das Hier und Jetzt angepasst sind und eingesetzt werden, um ein wichtigeres langfristiges Ziel zu erreichen (z.B. Frieden und Freundschaft).

Schwierigkeiten mit der Entscheidungsfindung und dem Urteilsvermögen sind typischerweise bei abhängigen Personen zu beobachten, denen es besonders schwerfällt, Entscheidungen zu treffen, ohne den Rat und die Unterstützung anderer einzuholen, auch in alltäglichen Situationen wie der Frage, welches Gericht man in einem Restaurant bestellen soll. In der Praxis können manche Menschen mit diesen Schwierigkeiten so ambivalent oder gelähmt sein, dass sie nicht in der Lage sind, eine Entscheidung zu treffen, oder es vorziehen, diese zu verschieben. Vielleicht fühlt man sich selbstunsicher? Oder es könnte die Scham sein, eine Entscheidung nicht zu treffen, für die sie selbst verantwortlich sind? Im Gegensatz dazu treffen manche Menschen in Situationen der Ungewissheit unangemessene oder unüberlegte Entscheidungen, die auf einem schlechten Urteilsvermögen beruhen (z.B. mit einer charmanten Person zusammenzuziehen, die man gerade erst kennengelernt hat). Letztlich können solche Entscheidungen für die Person selbst zu einem schlechten Ausgang der Situation führen.

### Stabilität und Flexibilität von Ansichten und Überzeugungen

Wie bereits beschrieben, ist das gesunde Funktionieren der Persönlichkeit in der Regel durch Stabilität und Kohärenz der Identität gekennzeichnet, d.h. durch ein konsistentes Selbstbild und eine gut integrierte Interaktion zwischen den verschiedenen Persönlichkeitsfunktionen. Im Falle einer Störung gibt es also entweder erhebliche Inkonsistenzen, Instabilität oder Widersprüche im Selbstbild und in der Identität („Der rote Faden fehlt"), oder die Identität und das Selbstbild sind übermäßig starr und festgelegt. Als natürlicher kognitiver Ausdruck davon weist eine gesunde Persönlichkeitsfunktion eine angemessene Stabilität sowie Flexibilität in den Überzeugungen auf, während eine gestörte Persönlichkeitsfunktion übermäßig fluide Überzeugungen mit einem Mangel an persönlicher Integrität („Chamäleon-Effekt") oder übermäßig starre bzw. unerschütterliche Überzeugungen über sich selbst und/oder andere Menschen aufweisen kann. Eine Person mit einem ausgeprägten Gefühl der Identitätsdiffusion und mangelnder Autonomie neigt vielleicht dazu, in Bezug auf Kleidungsstil, Musikgeschmack oder politische Orientierung das Gleiche zu denken wie andere, was oft bedeutet, dass sie zu wenig eigenen Standpunkt im Leben hat. Umgekehrt können Sie auch Patienten und Patientinnen begegnen, die in einem Glaubenssatz feststecken, der ihnen nicht wirklich geholfen hat, im Leben auf gesunde Weise voranzukommen. Zum Beispiel ein 62-jähriger Mann, der sein Leben lang geglaubt hat, er sei ein talentierter Schauspieler, der nur von der Filmindustrie entdeckt werden müsse. Ein solcher Mensch steht auf einem äußerst unflexiblen und daher fragilen Fundament im Leben, das leicht unter ihm zusammenbrechen könnte, wenn seine Illusionen eines Tages zerschmettert werden. Es ist also bedeutsam, den „ideologischen Rahmen" der Persönlichkeit zu kennen (McAdams, 2020), d.h. ihre grundlegenden Werte und Überzeugungen, die, wenn sie gestört werden, zu einer Identitätskrise führen können.

## 3.5 Verhaltensbezogene Manifestationen

Der Schweregrad einer Persönlichkeitsstörung wird nicht nur dadurch bestimmt, wie sich die Störung emotional und kognitiv äußert, sondern auch dadurch, welche Verhaltensmuster an den Tag gelegt werden (z.B. Selbstverletzung als Versuch, schwierige Gefühle zu regulieren). Im Folgenden werden daher die Verhaltensmanifestationen der Persönlichkeitsstörung beschrieben, zu denen die **Impuls- und Verhaltenskontrolle** sowie **Verhaltensreaktionen einschließlich Selbst- und Fremdschädigung** gehören.

### Impuls- und Verhaltenskontrolle

Flexibilität bei der Impulskontrolle und die Anpassung des Verhaltens an die jeweilige Situation unter Berücksichtigung der Konsequenzen sind wichtig, um das Leben zu meistern. Eine gut funktionierende Persönlichkeit kann spontan handeln, wenn es nötig ist, und gleichzeitig eine angemessene Kontrolle über die eigenen Impulse und Handlungen behalten. Die Evolution hätte nie funktioniert, wenn jeder im Stamm zurückhaltend, restriktiv und kontrolliert gewesen wäre bei der Gelegenheit, ein Beutetier zu erlegen, um das Überleben des Stammes zu sichern. Umgekehrt hätte es nicht funktioniert, wenn jeder im Stamm bei der geringsten Anregung oder Ablenkung impulsiv herumgerannt wäre. Das ideale Gleichgewicht umfasst je nach Situation ein bisschen von allem, und es kann von Vorteil sein, dass manche Menschen eher zu dem einen Verhalten und andere zum anderen neigen. Alles in allem kann man davon ausgehen, dass Mut, Risikobereitschaft und Einfallsreichtum dem Stamm Vorteile und dem Einzelnen eine gewisse Anerkennung, Macht und Stellung verschafft haben.

Menschen mit einer Persönlichkeitsstörung handeln oft so unüberlegt oder impulsiv, dass sie dadurch ernsthafte Probleme bekommen. Sie können Risiken eingehen, die sie selbst oder andere sowohl körperlich als auch finanziell gefährden (z. B. Glücksspiel, Promiskuität, riskantes Verhalten im Straßenverkehr). Auf der anderen Seite gibt es Menschen, die in ihren Handlungen oft so überkontrolliert sind, dass sie nicht erkennen, was sie tun. Sie verpassen viele spontane Gelegenheiten, die sich im Leben bieten. Ihre Beschränkungen und Hemmungen behindern ihre Fähigkeit, ein erfülltes Leben zu führen.

### Verhaltensreaktionen einschließlich Selbst- und Fremdgefährdung bzw. Selbst- und Fremdaggression

Bei einer gesunden Persönlichkeitsfunktion gibt es in der Regel angemessene Verhaltensreaktionen auf intensive Emotionen und belastende Umstände. Als Ausdruck einer gestörten Persönlichkeitsfunktion zeigen sich problematische Reaktionen typischerweise in Form von Selbstverletzung und Aggression gegenüber anderen. Dies steht im Zusammenhang mit einer emotionalen Dysregulation oder, genauer gesagt, einer Unterregulation intensiver und schwieriger Emotionen. Anstatt solche schwierigen Emotionen zu fühlen oder zu ertragen, können Patienten und Patientinnen automatisch zum „Ausagieren" übergehen, bei dem die innere emotionale Spannung nicht erinnert, erlebt oder verbalisiert wird, sondern sich in gewalttätigen oder impulsiven Handlungen äußert. Schließlich kann zwischenmenschliche Aggression auch als „Verteidigung" gegen andere Menschen dienen, die den Patienten und Patientinnen zu nahe kommen, um sie zu aktivieren oder deren zugrundeliegende Verletzlichkeit bloßzustellen. Einfach ausgedrückt: Für manche Patienten oder Patientinnen kann Aggression die beste Verteidigung sein. In Tabelle 3-11 finden Sie Beispiele für den Schweregrad der Selbst- und Fremdaggression bzw. der Selbst- oder Fremdgefährdung.

**Tabelle 3-11:** Beispiele für den Schweregrad einer Selbst- und Fremdaggression bzw. Selbst- oder Fremdgefährdung

| | |
|---|---|
| **Leichtgradig** | In der Regel nicht mit erheblichen Schäden für sich selbst oder andere verbunden. |
| **Mittelgradig** | Manchmal verbunden mit Schaden für sich selbst oder andere. |
| **Schwergradig** | Wird oft mit Selbst- oder Fremdgefährdung in Verbindung gebracht. |

In den meisten klinischen Einrichtungen sind Patienten und Patientinnen, die sich auf die eine oder andere Weise selbst verletzen, alltäglich geworden. Ein gemeinsamer Nenner ist, dass die meisten der oben genannten Fähigkeiten und Erscheinungsformen im Spiel sind. Typisch ist ein Muster aus gestörter Emotionsregulation, erhöhter emotionaler Reagibilität, gestörter Mentalisierungsfähigkeit, mangelnden Erkennens der eigenen Emotionen (Alexithymie), schlechter Impulskontrolle, negativer Selbsteinschätzung und einem hohen Maß an Minderwertigkeitsgefühlen und Scham (Møhl & Rubæk, 2016). In der Regel sind alle Aspekte der Persönlichkeitsfunktion bei Selbstverletzungen gestört. Tabelle 3-12 zeigt eine Reihe von Aspekten, wie sich Selbstbeschädigung äußern kann und welche Funktion ihr zugrunde liegen kann.

Einerseits kann die Selbstschädigung eine Viktimisierung beinhalten, z.B., indem man sich sexuell ausbeuten oder missbrauchen lässt. Andererseits können Patienten und Patientinnen sich selbst mit scharfen Gegenständen o.Ä. direkt Schaden zufügen.

## 3.6 Psychosoziale Funktionsfähigkeit und Krankheitsdruck

Neben Aspekten des Selbst- und interpersonellen Funktionsniveaus sowie emotionalen, kognitiven und verhaltensbezogenen Manifestationen müssen auch das **globale psychosoziale Funktionsniveau** und ein möglicher **Leidensdruck** bewertet werden, bevor festgestellt werden kann, ob tatsächlich eine Persönlichkeitsstörung vorliegt und wie schwer diese ist. Konkret geht es darum, inwieweit eine Störung in den genannten Bereichen mit Leiden oder Beeinträchtigungen in der persönlichen, familiären, sozialen, schulischen, beruflichen oder einer sonstigen bedeutsamen Funktionsfähigkeit verbunden ist. Dies spiegelt die grundsätzliche Ausrichtung der WHO auf psychosoziale Beeinträchtigungen und subjektiv

**Tabelle 3-12:** Beispiele für verschiedene Aspekte der Selbstbeschädigung

| | | |
|---|---|---|
| Suizidale Selbstschädigung<br>Es besteht die Absicht, zu sterben | **Was ist die Absicht?** | Nichtsuizidale Selbstbeschädigung<br>Es besteht kein Wunsch zu sterben, Hoffnung auf psychologische Genesung |
| Indirekter Schaden<br>Der Schaden zeigt sich oft erst im Laufe der Zeit | **Wo und wann zeigt sich der Schaden?** | Direkter Schaden<br>Der Schaden zeigt sich oft sofort |
| Selbstschädigung durch Stellvertreter<br>Die Person bringt (absichtlich) eine andere Person dazu, ihr zu schädigen | **Wer verursacht den Schaden?** | Selbstverstümmelung<br>Die Person selbst verursacht den Schaden an sich selbst |
| Selbstbeschädigung mit kultureller Akzeptanz,<br>z. B. ausgiebiges Tätowieren, Piercing und Extremsportarten | **Wie gesellschaftsfähig ist die Art der Beschädigung?** | Selbstbeschädigung ohne kulturelle Akzeptanz,<br>z. B. übermäßiger Alkoholkonsum oder das Schlagen des Kopfes gegen die Wand |
| Digitale Selbstbeschädigung<br>Destruktives Online-Verhalten mit psychischen Schäden | **Ist der Schaden physisch oder virtuell?** | Körperliche Selbstbeschädigung<br>Destruktives Offline-Verhalten mit körperlichen Schäden |

empfundenes Leiden als entscheidende Faktoren für die Diagnose einer psychischen Störung wider. Eine Vernachlässigung dieser Faktoren würde leicht zu Überdiagnostizieren und Pathologisierung ansonsten normaler Zustände und Reaktionen führen, was, wie wir wissen, in der öffentlichen Debatte in Dänemark oft problematisiert wurde (Brinkmann & Petersen, 2015).[8] Im Folgenden werden wir daher versuchen, Klarheit zu schaffen, wie die psychosoziale Funktionsweise und der Leidensdruck im Zusammenhang mit der Diagnose einer Persönlichkeitsstörung zu verstehen sind. Tabelle 3-13 gibt einen Überblick darüber, wie dies in verschiedenen Schweregraden ausgedrückt werden kann.

8 In Deutschland werden psychische Störungen häufiger unterdiagnostiziert als überdiagnostiziert (Jacobi & Kessler-Scheil, 2013). Ebenfalls werden Persönlichkeitsstörungen in westlichen Gesellschaften im Allgemeinen eher unterdiagnostiziert (Volkert et al., 2018).

**Tabelle 3-13:** Überblick über die psychosozialen Funktionsniveaus für die Schweregrade der gestörten Persönlichkeitsfunktion

| | |
|---|---|
| **Persönlichkeitsproblematik** | Es gibt typischerweise bestimmte Funktionsstörungen im Leben, die jedoch nicht so schwerwiegend sind, dass sie zu einer spürbaren Störung der sozialen, beruflichen und zwischenmenschlichen Beziehungen führen, oder sie sind auf bestimmte Beziehungen oder Situationen beschränkt. |
| **Leichtgradige Persönlichkeitsstörung** | Es können Leiden oder Beeinträchtigungen im persönlichen, familiären, sozialen, schulischen, beruflichen oder in anderen wichtigen Funktionen bestehen, die entweder auf bestimmte Bereiche beschränkt sind (z. B. Beziehungen oder Arbeit) oder in mehreren Bereichen in geringerem Maße auftreten. |
| **Mittelgradige Persönlichkeitsstörung** | Es besteht eine erhebliche Beeinträchtigung von persönlichen, familiären, sozialen, schulischen, beruflichen oder anderen wichtigen Funktionen, wobei das Funktionsniveau in begrenzten Bereichen erhalten bleiben kann. |
| **Schwergradige Persönlichkeitsstörung** | Es gibt schwere Beeinträchtigungen in allen oder fast allen Lebensbereichen, einschließlich persönlicher, familiärer, sozialer, schulischer, beruflicher oder anderer wichtiger Funktionen. |

### Rückführbarkeit der Behinderung und Störung auf eine Persönlichkeitsstörung

Eine nicht gestörte Persönlichkeit zeichnet sich durch eine ausreichende Flexibilität aus, um angemessen zu reagieren und sich an das Verhalten anderer Menschen, an Lebensereignisse und Veränderungen in der Umwelt anzupassen. Dies führt in der Regel nicht zu psychosozialen Beeinträchtigungen oder erheblichem Leidensdruck. Treten jedoch psychosoziale Beeinträchtigungen und Belastungen auf, so sollten diese nicht zuerst als Zeichen einer zugrundeliegenden Persönlichkeitsstörung interpretiert werden, sondern höchstwahrscheinlich als belastende körperliche (z. B. Parkinson-Krankheit oder chronische Schmerzen) oder psychische Erkrankungen (z. B. Anpassungsreaktion, PTBS oder Depression). Wenn psychosoziale Beeinträchtigungen oder Belastungen auf eine Persönlichkeitsstörung zurückgeführt werden können, liegt dies daran, dass die Identität, die zwischenmenschlichen, kognitiven, emotionalen und verhaltensbezogenen Verhaltensmuster selbst so maladaptiv (z. B. unflexibel oder schlecht reguliert) sind, dass sie erheblichen Leidensdruck oder Beeinträchtigungen im persönlichen, familiären, sozialen, schulischen, beruflichen oder sonstigen wichtigen Bereich verursachen.

### Vorübergehende oder situationsbedingte Beeinträchtigung des psychosozialen Funktionierens

In Bezug auf das psychosoziale Funktionieren betont die ICD-11, dass sich Persönlichkeitsproblematiken in einer Reihe von persönlichen und sozialen Situationen über einen längeren Zeitraum (z. B. zwei oder mehr Jahre) manifestieren *müssen*, um die Diagnose einer Persönlichkeitsstörung zu rechtfertigen. Verhaltensmuster, die nur im Zusammenhang mit bestimmten Beziehungen, sozialen Rollen, Umgebungen oder Umständen auftreten oder die nur über einen kurzen Zeitraum bestehen, sind daher keine ausreichende Grundlage für die Diagnose einer Persönlichkeitsstörung. Stattdessen muss die Wahrscheinlichkeit in Betracht gezogen werden, dass solche Verhaltensweisen eine Reaktion auf psychosoziale Umstände sind (z. B. Scheidung, Lebenskrise, Entlassung aus dem Beruf). In solchen Fällen kann es sinnvoller sein, sich auf die problematischen Bereiche in den betreffenden Beziehungen oder bei gewissen Umständen (z. B. Familie oder Schule) zu konzentrieren, als eine Persönlichkeitsstörung zu diagnostizieren.

### Beeinträchtigung von anderen durch die psychosoziale Einschränkung und den Leidensdruck

Nach Abklärung der situationsbedingten Beeinträchtigung ist es wichtig, die Bedeutung der psychosozialen Einschränkungen näher zu betrachten. Denn neben den Menschen, die selbst psychosoziale Beeinträchtigungen und Leiden erfahren, können auch Angehörige oder Kollegen und Kolleginnen davon stark betroffen sein. Bei den Persönlichkeitsstörungen zeigen Beispiele, dass Menschen mit vorherrschender Dissozialität furchtlos, selbstdarstellerisch, rücksichtslos und scheinbar erfolgreich auf Kosten der Sicherheit und des Wohlergehens anderer Menschen sein können. Solche Menschen empfinden in der Regel keinen Kummer und keine negativen Emotionen, was auf eine Stressimmunität zurückzuführen ist, die häufig für ihre Persönlichkeitsstörung charakteristisch ist. Einerseits können solche Personen hochrangige Titel tragen (z. B. Präsident oder CEO), was auf ein hohes Maß an psychosozialer Funktionsfähigkeit schließen lässt. Andererseits können sie ihr Umfeld durch Manipulation, Drohungen und psychische, physische oder sexuelle Einschüchterung zerstören und vergiften. In solchen Fällen sind es die Menschen im Umfeld der Person mit einer Persönlichkeitsstörung, die sowohl den Leidensdruck der Störung als auch die psychosoziale Beeinträchtigung erfahren. In gewissem Maße gilt das auch für Menschen mit vorherrschendem Anankasmus, bei denen oft Ressourcen, Disziplin, Selbstkontrolle, Überblick und starke Zielorientierung vorhanden sind. Diese Menschen sind in der

Regel gut in Ausbildung und Beruf, während Angehörige oder Kollegen und Kolleginnen unter dem Verhalten der Person „leiden“. Letztlich kann dies zu Konflikten und damit zu psychosozialen Problemen für die Person selbst führen.

# 4 Klassifizierung des Schweregrads

Die Bewertung von Aspekten des Selbst- und interpersonellen Funktionsniveaus sowie emotionaler, kognitiver und verhaltensbezogener Manifestationen (siehe Kapitel 3) kann zu fünf verschiedenen Schweregraden oder Persönlichkeitsfunktionen führen, und es ist auch möglich, eine Persönlichkeitsstörung ohne Angabe des Schweregrads zu diagnostizieren.

0. Keine Persönlichkeitsschwierigkeiten
1. Persönlichkeitsproblematik
2. Persönlichkeitsstörung, leichtgradig
3. Persönlichkeitsstörung, mittelgradig
4. Persönlichkeitsstörung, schwergradig
5. Persönlichkeitsstörung, Schweregrad nicht näher bezeichnet

Im Folgenden werden die verschiedenen Stufen der Persönlichkeitsstörung in der ICD-11 zusammengefasst. Dies ist eine Übersetzung des Textes, wie er im offiziellen Klassifikationstext formuliert ist. Darüber hinaus haben wir für jeden Schweregrad beispielhafte Fälle hinzugefügt, wobei etwaige Übereinstimmungen mit Namen oder Merkmalen realer Personen zufällig sind. Zur Verdeutlichung verweisen wir auf Tabelle 4-1, die einen verkürzten Überblick darüber gibt, was die verschiedenen Schweregrade kennzeichnet.

## 4.1 Persönlichkeitsproblematik

Wir beginnen hier mit der subdiagnostischen Kategorie „Persönlichkeitsproblematik“, die keine Diagnose oder psychische Störung beschreibt, sondern als möglicher subdiagnostischer Kode im Zusammenhang mit Problemen bei der zwi-

**Tabelle 4-1:** Gekürzter Überblick über die Merkmale der Schweregrade von Persönlichkeitsstörungen

| Leichtgradig | Mittelgradig | Schwergradig |
|---|---|---|
| Beeinträchtigt sind nur *einige Funktionen* des Selbst (z. B. Selbstwertgefühl) oder alle Funktionen in geringerem Maße. | Beeinträchtigt sind *mehrere* Aspekte der Selbstfunktionen (z. B. Selbstwertgefühl, Identität und Selbststeuerung). | Beeinträchtigt sind *praktisch alle* Aspekte der Selbstfunktionen. Zum Beispiel kann das Selbstbild sehr instabil sein oder von Selbstverachtung, extremer Starrheit oder Selbstüberschätzung bestimmt werden. |
| Es bestehen Probleme in *vielen* zwischenmenschlichen Beziehungen, während einige Beziehungen und Rollen funktionieren. | Es bestehen erhebliche Probleme in den *meisten* zwischenmenschlichen Beziehungen und Rollen. | Es bestehen schwerwiegende Probleme in praktisch *allen* Beziehungen, bei denen die Fähigkeit oder die Bereitschaft, soziale oder berufliche Aufgaben zu erfüllen, stark beeinträchtigt oder nicht vorhanden sind. |
| Einige Beziehungen können durch Distanz, regelmäßige kleinere Konflikte, Abhängigkeit und Konfliktvermeidung gekennzeichnet sein (z. B. ein gewisses Maß an Nachgiebigkeit, das der betroffenen Person zum Nachteil gereicht). | Bestehende Beziehungen können durch häufige, heftige oder explosive Konflikte gekennzeichnet sein oder sie können sehr einseitig sein (z. B., wenn die Person sehr dominant oder sehr unterwürfig ist). | Bestehende Beziehungen beruhen nicht auf Gegenseitigkeit oder sind oberflächlich, extrem einseitig, instabil oder hochgradig konfliktreich, oft bis hin zur Gewalt. |
| Unter stressigen Bedingungen kann es zu einer gewissen Verzerrung der situativen und zwischenmenschlichen Einschätzung kommen (z. B. Katastrophisieren); aber die Realitätsprüfung bleibt in der Regel intakt. | Unter stressigen Bedingungen können leichte dissoziative Zustände oder psychoseähnliche Überzeugungen oder Wahrnehmungen (z. B. paranoide Ideen) auftreten. | Unter Stress können häufig dissoziative Zustände oder psychoseähnliche Überzeugungen oder Wahrnehmungen auftreten (z. B. extrem paranoide Reaktionen). |
| In der Regel ist das Verhalten nicht mit erheblichen Schäden für sich selbst oder andere verbunden. | Manchmal ist das Verhalten mit Selbst- oder Fremdaggression verbunden. | Das Verhalten ist oft mit Selbst- oder Fremdaggression verbunden. |

schenmenschlichen Interaktion fungiert, die den Gesundheitszustand und den Kontakt der Person mit dem Gesundheitssystem beeinträchtigen können. Dies ist in vielerlei Hinsicht vergleichbar mit dem nichtdiagnostischen ICD-10-Kode Z73.1 Akzentuierte Persönlichkeitszüge (subdiagnostisch).

Die Persönlichkeitsproblematik bezieht sich auf ausgeprägte Persönlichkeitsmerkmale, die sich auf die Behandlung oder die Gesundheitsversorgung auswirken können, ohne jedoch ein Ausmaß zu erreichen, das zu einer Diagnose führt. Persönlichkeitsstörungen sind gekennzeichnet durch ein anhaltendes Muster (z. B. zwei Jahre) von Problemen in der Art und Weise, wie die Person sich selbst, andere und die Welt erlebt und über sie denkt. Im Gegensatz zur Persönlichkeitsstörung äußert sich die Persönlichkeitsproblematik nur episodisch (z. B. in stressigen Zeiten) durch kognitive und emotionale Wahrnehmungen oder Reaktionen oder mit geringer Intensität. Die Persönlichkeitsproblematik ist in der Regel mit bestimmten funktionellen Schwierigkeiten verbunden, die jedoch nicht so schwerwiegend sind, dass sie zu einer spürbaren Störung der sozialen, beruflichen und zwischenmenschlichen Beziehungen führen, oder sie sind auf bestimmte Beziehungen oder Situationen beschränkt. Wenn ein Kliniker oder eine Klinikerin sich mit dieser subdiagnostischen Kategorie des Schweregrads vertraut macht, erkennt er oder sie auch, dass die Schwelle, ab wann eine Diagnose vergeben wird oder nicht, nicht mit der Unterscheidung zwischen „gestört" und „gesund" gleichzusetzen ist. Wie wir weiter unten sehen werden, braucht es mehr als nur eine Persönlichkeitsproblematik, um die Diagnose einer Persönlichkeitsstörung zu erhalten.

**Praxisbeispiel: Fall Ellen**

Ellen ist eine leicht introvertierte 25-jährige alleinstehende Frau, die gerade ihr erstes Jahr in der Krankenpflegeschule beendet. Zuvor studierte sie Literatur an der Universität, brach das Studium aber ab, weil sie sich nicht mehr mit dem Fach identifizieren konnte.

Wie viele ihrer Klassenkameraden auf dem Gymnasium hatte Ellen damit zu kämpfen, herauszufinden, was sie mit ihrem Leben anfangen will. Ihre Freunde bezeichnen sie als Perfektionistin, weil sie immer nach Bestnoten strebt. Sie haben das Gefühl, dass es ihr mehr um akademische Leistungen als um persönliche Entfaltung gehe.

Während die meisten ihrer Freunde die Universität abgeschlossen haben, ist Ellen in Bezug auf ihre Lebensziele unzufrieden. An der Universität erzielte sie nicht den gleichen akademischen Erfolg wie während der Schulzeit, was sie an ihren eigenen Fähigkeiten und Ambitionen zweifeln ließ. Zu jener Zeit trennte sie sich von ihrem Freund nach einer zweijährigen Beziehung. Zu zwei engen Freunden aus der Schule hat sie Kontakt gehalten, ist aber oft frustriert darüber, dass diese ihren Lebensweg gefunden haben und nun heiraten. Sie äußert diese Gefühle jedoch nie gegenüber ihren Freunden, sondern ärgert sich eher über sie und ist innerlich ein wenig traurig.

**Praxisbeispiel: Fall Tim**

Tim ist ein energiegeladener 41-jähriger Arzt, der vor kurzem seine Traumstelle in der orthopädischen Chirurgie eines renommierten Krankenhauses gefunden hat. Er lebt mit seiner Frau zusammen, die sich um den Haushalt kümmert. Gemeinsam haben sie zwei kleine Kinder.
Tim mochte schon immer Herausforderungen und Wettkämpfe, und in diesem Zusammenhang kann er sich herausgefordert fühlen, vor allem, wenn er das Gefühl hat, von anderen übertroffen zu werden. So hat er zum Beispiel zwei Marathons erfolgreich absolviert, hauptsächlich, weil er den Rekord eines seiner Kollegen schlagen wollte.
Bei der Arbeit neigt Tim auch dazu, mit seinen Kollegen um die größte Effizienz oder die beste Lösung in beruflichen Fragen zu konkurrieren, was gelegentlich einen respektlosen und rauen Tonfall mit sich bringt. Oft bleibt er bis spät in die Nacht bei der Arbeit, um den Ansprüchen, die er an sich selbst stellt, gerecht zu werden.
An den Wochenenden verbringt er viel Zeit mit einer Gruppe von Freunden, mit denen er an verschiedenen Wettbewerben teilnimmt. Tims Frau beschwert sich oft über sein fanatisches Engagement für die Arbeit und den Leistungssport auf Kosten der Familie. Sie hat das Gefühl, dass er selten ihre Sicht der Dinge berücksichtigt. Er wiederum hat das Gefühl, dass sie unangemessen hohe Erwartungen hat und ihn kontrollieren will.

## 4.2 Leichtgradige Persönlichkeitsstörung

Bei einer leichtgradigen Persönlichkeitsstörung sind in der Regel nur einige Bereiche der Selbstfunktion betroffen, während andere Bereiche erhalten bleiben. Zum Beispiel kann es Probleme mit der Selbststeuerung geben, aber nicht mit Stabilität und Kohärenz der Identität oder des Selbstwertgefühls. Bei diesem Schweregrad können auch alle Bereiche in geringerem Maße betroffen sein, und die Störung ist nicht unbedingt in allen Zusammenhängen offensichtlich. Probleme treten in vielen zwischenmenschlichen Beziehungen oder in der Art und Weise auf, wie die Person die von ihr erwarteten beruflichen oder sozialen Rollen erfüllt (z. B. werden nur einige Beziehungen aufrechterhalten und nur einige soziale Rollen erfüllt). Eine leichtgradige Persönlichkeitsstörung ist in der Regel nicht mit einer erheblichen Selbst- oder Fremdgefährdung verbunden. Sie geht jedoch häufig mit erheblichen Belastungen oder Beeinträchtigungen im persönlichen, familiären, sozialen, schulischen oder beruflichen Bereich oder in anderen wichtigen Funktionsbereichen einher, die entweder auf bestimmte Bereiche (z. B. Beziehungen oder Arbeit) beschränkt sind oder in mehreren Bereichen, jedoch in geringerem Maße, auftreten.

Bei einer leichtgradigen Persönlichkeitsstörung kann die Selbsteinschätzung der Person etwas widersprüchlich sein oder nicht mit dem übereinstimmen, wie andere sie wahrnehmen. Es kann Schwierigkeiten geben, sich von Erfahrungen zu erholen, die das Selbstwertgefühl beeinträchtigt haben. Die Fähigkeit einer Person mit einer Persönlichkeitsstörung, sich angemessene Ziele zu setzen und auf diese hinzuarbeiten, ist beeinträchtigt, und sie hat Schwierigkeiten, auch kleinere Rückschläge zu verkraften. Die Person kann Konflikte mit Vorgesetzten und Kollegen und Kolleginnen haben, ist aber im Allgemeinen in der Lage, ihren Arbeitsplatz zu behalten. Ihre eingeschränkte Fähigkeit, die Perspektive anderer zu verstehen und zu würdigen, führt zu Problemen bei der Entwicklung enger und für beide Seiten befriedigender Beziehungen. Einige Beziehungen können durch Distanz gekennzeichnet sein, aber in der Regel sind die Beziehungen durch periodische oder häufige kleinere Konflikte gekennzeichnet, die nicht so schwerwiegend sind, dass sie zu ernsthaften oder langfristigen Trennungen führen. Alternativ dazu können Beziehungen durch Abhängigkeit und Konfliktvermeidung gekennzeichnet sein, wobei die Person in einem Maße nachgiebig ist, das ihr zum Nachteil gereicht. Unter Stress kann es zu Verzerrungen in den situativen und zwischenmenschlichen Einschätzungen der persönlichkeitsgestörten Person kommen, aber die Realitätsprüfung bleibt intakt. Die folgenden Beispiele sollen veranschaulichen, wie sich eine leichtgradige Persönlichkeitsstörung äußern kann; sie sind aber keineswegs erschöpfend.

**Praxisbeispiel: Fall Elisabeth**

Elizabeth ist eine 43-jährige alleinstehende Frau, die weiß, was sie im Leben will und was sie von anderen erwartet. Nach einem schweren Autounfall hat Elizabeth Symptome einer posttraumatischen Belastungsstörung entwickelt und wird zur Untersuchung und Behandlung in das öffentliche Gesundheitssystem überwiesen.

Ihr Therapeut findet heraus, dass Elizabeth mehrere Beziehungen beendet hat; sie habe nie das Gefühl, dass ihre Partner gut genug für sie seien; sie entsprächen nicht ihren Ansprüchen und behinderten sie auf ihrem Karriereweg. Bei Männern, die sie anfangs charmant gefunden habe, stelle sie bald fest, dass sie unhöflich und abstoßend seien. Sie habe begonnen zu glauben, dass es keine „guten" Männer gebe und dass sie besser allein bleiben solle.

Elizabeth hat einen Master-Abschluss in öffentlicher Verwaltung und arbeitete als Beraterin in einem Büro, wo sie von ihren direkten Vorgesetzten als gute Mitarbeiterin angesehen wurde. Sie kritisierte jedoch die Faulheit ihrer Kollegen und Kolleginnen und konnte pingelig werden, wenn andere nicht effizient oder präzise genug kommunizierten. Nachdem sich die Kollegen und Kolleginnen bei der Personalabteilung beschwert hatten, wurde ein Personalverfahren gegen sie eingeleitet. Anstatt sich zu wehren, kündigte Elizabeth ihren Job und beschloss, als unabhängige Beraterin zu arbeiten. Kurz nach dieser Entscheidung hatte sie einen Autounfall.

Bei der ersten klinischen Konsultation verhält sich Elisabeth defensiv. Sie vermeidet es, Fragen zu ihrer Persönlichkeit, ihrer Kindheit oder ihren engen Beziehungen zu beantworten, da sie nicht sehe, wie dies für ihren Fall relevant sein könne. Sie kritisiert den Therapeuten wiederholt, dass er nicht pünktlich und nicht eloquent genug sei. Sie hebt ihre eigene angesehene akademische und berufliche Laufbahn hervor, während sie die Referenzen und intellektuellen Fähigkeiten des Therapeuten in Frage stellt.

**Praxisbeispiel: Fall Tobias**

Tobias ist ein introvertierter 37-jähriger Grafikdesigner in einer Beziehung mit einer etwas älteren Frau, mit der er zwei Kinder hat.

Tobias wurde in der Schule gemobbt, und seine Eltern konnten ihn aufgrund ihrer eigenen Probleme (Angstzustände und Alkoholismus) nicht schützen. Sein Vater war zeitweise explosiv und verbal bedrohlich, vor allem nach dem Konsum von Alkohol. Tobias zog sich zu Hause und in der Schule immer mehr zurück, um Situationen zu vermeiden, in denen er verletzt oder gedemütigt werden konnte. Er ist von Natur aus nervös und sensibel gewesen, und er erwartete, dass andere negativ über ihn denken würden. Obwohl er als freiberuflicher Web- und Grafikdesigner für kleine Unternehmen erfolgreich ist und in einer langfristigen Beziehung lebt, hat er als Erwachsener weiterhin mit emotionalen Problemen zu kämpfen gehabt und wurde zur Behandlung wiederkehrender Depressionen und Angstzustände, die durch Selbstmedikation mit Cannabis verschlimmert wurden, an einen Psychotherapeuten überwiesen.

Das Verhaltensmuster des Cannabiskonsums ist vor allem deshalb entstanden, weil seine Arbeitssituation eine regelmäßige Interaktion mit Kollegen und Kolleginnen erfordert, was seine Ängste erheblich verstärkt. Darüber hinaus macht Tobias häufig Überstunden, ohne dafür eine Bezahlung zu verlangen. Dies mindert einerseits die Sorge, ob seine Leistung gut genug ist, führt aber auch dazu, dass er sich ausgenutzt und gestresst fühlt.
In seinem Privatleben ist Tobias seiner Freundin gegenüber oft unterwürfig und tut alles, was sie von ihm verlangt, selbst in Situationen mit dringenden Terminen, weil er befürchtet, dass sie ihn verlassen könnte. Der Druck sowohl im Berufs- als auch im Privatleben hat dazu geführt, dass Tobias zunehmend Cannabis missbraucht, das ihm zwar kurzfristig Erleichterung verschafft, aber letztlich seine Angstzustände und seine Funktionsstörungen verschlimmert.

## 4.3 Mittelgradige Persönlichkeitsstörung

Bei mittelgradigen Persönlichkeitsstörungen sind mehrere Funktionsbereiche (z. B. Identitätsstabilität und -kohärenz, Selbstwertgefühl und Selbststeuerung) bis zu einem gewissen Grad beeinträchtigt. Es gibt erhebliche Probleme in den meisten zwischenmenschlichen Beziehungen, und die Art und Weise, wie die Person die meisten von ihr erwarteten sozialen und beruflichen Rollen erfüllt, ist in gewissem Maße beeinträchtigt. Die Beziehungen sind häufig durch Konflikte, Vermeidung, Rückzug oder extreme Abhängigkeit gekennzeichnet (z. B. wenig gepflegte Freundschaften, anhaltende Konflikte in Arbeitsbeziehungen, die zu Problemen am Arbeitsplatz führen. Oder es sind Beziehungen, die durch Turbulenzen oder unangemessene Unterwürfigkeit gekennzeichnet sind. Eine mittelgradige Persönlichkeitsstörung geht manchmal mit einer Selbst- oder Fremdgefährdung und mit einer erheblichen Beeinträchtigung in persönlichen, familiären, sozialen, schulischen, beruflichen oder anderen wichtigen Funktionsbereichen einher, wobei die Funktionsfähigkeit in begrenzten Bereichen erhalten bleiben kann.

Bei einer mittelgradigen Persönlichkeitsstörung kann das Selbstkonzept der Betroffenen in Krisenzeiten inkohärent werden. Sie haben erhebliche Schwierigkeiten, ein positives Selbstwertgefühl aufrechtzuerhalten, oder sie haben ein unrealistisch positives Bild von sich selbst, das von gegenteiligen Beweisen unberührt bleibt. Die Person kann ihre Emotionen angesichts von Widrigkeiten schlecht regulieren, ist oft sehr aufgebracht und gibt schnell auf. Alternativ kann die Person unvernünftige Ziele verfolgen, die keine Aussicht auf Erfolg haben. Sie zeigen möglicherweise wenig echtes Interesse an einer dauerhaften Beschäftigung oder bemühen sich nicht darum. Schwere Einschränkungen der Fähigkeit, die Perspektive anderer zu verstehen und zu würdigen, behindern die Entwicklung enger und für beide Seiten befriedigender Beziehungen. Es gibt anhaltende Probleme in bestehenden Beziehungen, die durch häufige, schwere, explosive Konflikte gekennzeichnet sein können oder recht einseitig sind (z. B. ist die betroffene Person sehr dominant oder übermäßig nachgiebig). Unter Stressbedingungen kommt es zu erheblichen Verzerrungen in der Einschätzung von Situationen und zwischenmenschlichen Beziehungen. Leichte dissoziative Zustände oder psychoseähnliche Überzeugungen oder Wahrnehmungen (z. B. paranoide Vorstellungen) können auftreten. Die folgenden Beispiele sollen veranschaulichen, wie sich eine mittelgradige Persönlichkeitsstörung äußern kann; sie sind aber keineswegs erschöpfend.

**Praxisbeispiel: Fall Eva**

Eva ist eine 40-jährige alleinerziehende Mutter von zwei Söhnen im Alter von 17 und 21 Jahren aus zwei verschiedenen Beziehungen. Der Vater ihres jüngsten Sohnes verbüßt eine Haftstrafe wegen eines brutalen Vergehens. Eva steht in ständigem Kontakt mit ihm und überweist ihm jeden Monat Geld, obwohl sie selbst finanzielle Probleme und Schulden hat. Der Mann droht ihr für den Fall, dass sie die Scheidung einreicht oder ihm kein Geld mehr schickt. Eva gibt es ein Gefühl der Sicherheit, von dem Tag zu träumen, an dem er aus dem Gefängnis zurückkehrt und die beiden für immer zusammen sein werden.
Eva hat sich ihr ganzes Leben lang unsicher darüber gefühlt, wer sie ist und wie ihr Leben verlaufen soll. Ihren erwachsenen Kindern gegenüber ist sie sehr aufopferungsvoll und schickt ihnen oft Geld. Ihr 21-jähriger Sohn nutzt sie aus, und obwohl er eine Vollzeitstelle hat, beschwert er sich, dass sie ihn nicht genug unterstütze. Eva bestraft sich manchmal selbst, indem sie „versehentlich" die Treppe hinunterstürzt, viel ungesundes Essen zu sich nimmt und manchmal hungert. Diese allgemeine Dynamik ist eine Wiederholung einiger Erfahrungen, die sie als Kind mit ihrer psychisch gestörten Mutter gemacht hat, die in ihrem Haus ein Bordell betrieb. Eva half von klein auf im Geschäft ihrer Mutter mit. Trotzdem schaffte sie es, sich in der Schule und auf der Hochschule sozial und akademisch zu behaupten, während sie den Missbrauch in ihrem Elternhaus so gut wie möglich verarbeitete. Als Jugendliche verließ sie ihr Elternhaus und hatte eine Reihe von Jobs und Partnern, ohne sich wirklich zu etablieren. Die meiste Zeit ihres Lebens litt sie unter Angstzuständen und Gefühlen der Leere und Verzweiflung.

Als Eva eine Gruppentherapie in einer psychiatrischen Klinik beginnt, hat sie nur wenig Vertrauen zu den Therapeuten und Therapeutinnen und den anderen Gruppenmitgliedern. Mit der Zeit idealisiert sie den Therapeuten als eine Art Retter oder nimmt ihn als Verräter wahr, der sie im Stich lässt. Sie ist oft zu sehr in die persönlichen Probleme ihrer Mitpatienten und Mitpatientinnen involviert und hat das Bedürfnis, sie zu retten, teilweise um von ihren eigenen Problemen abzulenken. Dies wird von ihren Mitpatienten und Mitpatientinnen zunächst als positiv empfunden, aber mit der Zeit beginnt es, sie zu ärgern, dass sie so wenig von ihrer eigenen Verletzlichkeit preisgibt. Schließlich hat Eva das Gefühl, dass niemand in der Gruppe sie möge.

**Praxisbeispiel: Fall Tristan**

Tristan ist ein 50-jähriger Mann, der bis vor kurzem ein hochkompetenter Angestellter in einem Verwaltungsjob gewesen ist. Seit seiner frühen Jugend ist er ein anständiger, eitler und anspruchsvoller Mann, dem es vorrangig um Perfektion und Leistung geht. Sein Verhalten ist bisweilen anmaßend, pedantisch und stur. Er hat immer die „richtige“ Lösung für Herausforderungen und fühlt sich vollkommen wohl, wenn es darum geht, über komplizierte Probleme zu sprechen und sie zu lösen, unabhängig von seinem tatsächlichen Fachwissen auf diesem Gebiet. Aber wenn er mit anderen hochkompetenten Menschen in Kontakt kommt, wird er still, gehemmt und unangenehm.
Bei der Arbeit fühlt er sich in der Regel anderen überlegen und befähigt. Wenn sein Wert und seine Leistungen von anderen nicht anerkannt werden, kann Tristan boshaft und perfide werden. Seinen Vorgesetzten gegenüber ist er jedoch sehr zugänglich und entgegenkommend. Tristan ist oft nicht bereit, mit anderen zusammenzuarbeiten oder „wichtige“ Aufgaben zu delegieren, wenn andere nicht mit seiner eigenwilligen Art, Dinge zu tun, einverstanden sind.
Kollegen und andere Personen beschreiben ihn als aggressiv, sensibel, emotional unausgeglichen, kontrollierend, herrschsüchtig, kleinlich und arrogant, was nachteilig für die Menschen in seinem Umfeld ist. Eine ehemalige Kollegin nannte Tristan einen „narzisstischen Kontrollfreak“, während Tristan sie als „schwach und unintelligent“ bezeichnete. Nach ihren Angaben sollen mehrere ehemalige Kollegen wegen ihm gekündigt haben, mindestens zwei von ihnen in Verbindung mit langfristiger Krankschreibungen und Überweisungen an einen Psychotherapeuten.
Tristan war aufgrund von Konflikten mit Kollegen und Kolleginnen und Vorgesetzten nicht in der Lage, einen festen Arbeitsplatz zu behalten. Auch war er nicht

imstande, enge Beziehungen außerhalb seiner Arbeit aufrechtzuerhalten. Nach seinen Angaben war es immer seine eigene Entscheidung, während seiner beruflichen Laufbahn verschiedene Stellen zu kündigen, in der Regel dann, wenn er erkannte, dass seine Kollegen und Kolleginnen inkompetent waren und seine Arbeitgeber der Aufgabe, jemanden wie ihn mit seinen besonderen Fähigkeiten zu führen, nicht gewachsen waren. Nach einem Vorfall, in den die Personalabteilung verwickelt war, wurde Tristan jedoch förmlich entlassen, bevor er sich ein angemessenes Bild von der Situation gemacht hatte.
Dies geschah kurz nachdem seine Freundin ihn verlassen hatte. Infolgedessen hatte er keinen beruflichen Status und keine engen persönlichen Beziehungen mehr. Aufgrund der vielen Stellenwechsel in seinem Lebenslauf ist es für ihn schwierig, eine neue Stelle zu finden, und sein extravaganter Lebensstil setzt ihn finanziell unter Druck. Tristan empfindet tiefe Scham und erlebt ein massives emotionales Trauma, das er jahrzehntelang unter einer Fassade von Überlegenheit und Kompetenz verborgen hat. Eines Nachts wurde er von der Polizei in offensichtlicher Suizidabsicht auf einer Brücke angetroffen und in eine psychiatrische Notaufnahme eingeliefert.

## 4.4 Schwergradige Persönlichkeitsstörung

Bei schwergradigen Persönlichkeitsstörungen sind mehrere Funktionsbereiche betroffen. Zum Beispiel kann das Selbstbild so instabil sein, dass die Person berichtet, keine klare Vorstellung davon zu haben, wer sie ist; oder es kann so starr sein, dass die Person sich weigert, andere als sehr begrenzten Situationen zuzulassen. Das Selbstbild kann von Selbstverachtung oder Grandiosität geprägt sein oder stark exzentrisch sein. Probleme im zwischenmenschlichen Bereich beeinträchtigen praktisch alle Beziehungen, und die Fähigkeit und Bereitschaft, die von ihr erwarteten sozialen und beruflichen Rollen zu erfüllen, ist stark beeinträchtigt oder gar nicht vorhanden. Die spezifischen Ausprägungen der Persönlichkeitsstörungen sind im Allgemeinen schwerwiegend und betreffen die meisten, wenn nicht sogar alle Bereiche der Persönlichkeitsfunktion. Schwergradige Persönlichkeitsstörungen sind oft verbunden mit Schäden für sich selbst oder andere sowie mit schwergradigen Beeinträchtigungen in allen oder fast allen Lebensbereichen, einschließlich persönlicher, familiärer, sozialer, schulischer, beruflicher oder anderer wichtiger Funktionsbereiche.

Bei einer schwergradigen Persönlichkeitsstörung kann das Selbstbild der betroffenen Person sehr unrealistisch sein und ist typischerweise sehr instabil oder widersprüchlich. Die betroffene Person hat große Probleme, ihr Selbstwertgefühl, ihre emotionalen Erfahrungen und Äußerungen, ihre Impulse und andere Verhaltensaspekte (z.B. Beharrlichkeit oder Unentschlossenheit) zu regulieren. Eine Person mit schwergradiger Persönlichkeitsstörung ist weitgehend unfähig, realistische Ziele für sich zu formulieren und zu verfolgen. Soweit die Betroffenen Beziehungen unterhalten, beruhen diese nicht auf Gegenseitigkeit und sind oberflächlich, extrem einseitig, instabil oder konfliktreich, oft bis hin zur Gewalt. Familiäre Beziehungen sind nicht vorhanden (trotz lebender Verwandter) oder durch erhebliche Konflikte beeinträchtigt. Die Person hat große Probleme, unerwünschte Emotionen zu erkennen (z.B. erkennt oder anerkennt sie Erlebnisse wie Wut, Traurigkeit oder andere Emotionen nicht) und ist nicht willens oder in der Lage, ein Arbeitsverhältnis aufrechtzuerhalten, was auf mangelndes Interesse oder mangelnde Anstrengung, schlechte Leistungen (z.B. Nichterledigung von Aufgaben, Nichterfüllung erwarteter Rollen, Unzuverlässigkeit), zwischenmenschliche Schwierigkeiten oder unangemessenes Verhalten (z.B. Wutausbrüche oder Verweigerungsverhalten) zurückzuführen ist. Unter Stressbedingungen kommt es zu extremen Verzerrungen in der Einschätzung von Situationen und zwischenmenschlichen Beziehungen (d.h. Realitätsprüfung; Definition siehe Kapitel 3). Dies äußert sich in häufig auftretenden dissoziativen Zuständen oder psychotischen Überzeugungen oder Wahrnehmungen (z.B. extreme paranoide Reaktionen). Die folgenden Beispiele sollen veranschaulichen, wie sich eine schwergradige Persönlichkeitsstörung äußern kann; sie sind keineswegs erschöpfend.

**Praxisbeispiel: Fall Edith**

Edith ist eine 27-jährige, sozial isolierte Frau, die mehrere ernsthafte Suizidversuche hinter sich hat, die zu wiederholten Krankenhausaufenthalten, gescheiterten Medikationsversuchen und abgebrochenen Psychotherapien geführt haben. Seit sie etwa 13 Jahre alt ist, wird ihr Leben durch eine Essstörung, Angstattacken, Depressionen, Zwangsstörungen, Cannabismissbrauch, gefährliche Selbstverletzungen und instabile Beziehungen erschwert.

Während ihrer gesamten Kindheit wurde Edith von ihrem Stiefvater und einem Onkel verbal, körperlich und sexuell missbraucht, während sie von ihrer Mutter vernachlässigt wurde. Ihren leiblichen Vater hat sie nie kennengelernt. Wenn sie unter großem Druck steht und sich emotional unwohl fühlt, hört Edith Stimmen,

die ihr sagen, dass sie eine nutzlose Person ist und sich selbst bestrafen sollte, was von Gefühlen der Leere und einer außerkörperlichen Erfahrung begleitet wird. Obwohl sie eine gewisse Einsicht in die Bedeutung der Stimmen hat, führen solche Episoden häufig zu Selbstverletzungen und Suizidversuchen. Stressige zwischenmenschliche Situationen können auch zu wahnhaften Wahrnehmungen führen, dass sich die Menschen um sie herum gegen sie verbünden.
In den letzten Jahren hat sich ihr übermäßiges Misstrauen gegenüber anderen Menschen auf ihr Netzwerk ausgewirkt. Als junge Erwachsene hatte Edith mehrere Freunde aus dem kriminellen Milieu, die sie sexuell missbrauchten und denen gegenüber sie aus Angst vor dem Verlassenwerden nachgiebig war. Sie hat immer darum gekämpft, herauszufinden, wer sie ist und was sie mit ihrem Leben anfangen soll. Selbst in den besten Zeiten hat sie sich ein wenig wie ein Chamäleon gefühlt, das sich immer den Wertesystemen und Überzeugungen anderer Menschen anpasst, ohne jemals herauszufinden, wer die wahre Edith ist.

**Praxisbeispiel: Fall Thorsten**

Thorsten ist ein 34-jähriger Mann, der wegen mehrfacher Vergewaltigung und zweimaliger Körperverletzung mit Todesfolge im Gefängnis sitzt. Eine psychologische Untersuchung ergab, dass er für seine Umgebung gefährlich war, und er wurde zu einer Haftstrafe verurteilt.
Thorsten ist gutaussehend und wirkt intelligent, charmant und selbstbewusst. Er hat seine Opfer manipuliert, indem er sich als faszinierender und charismatischer Gentleman präsentierte. Doch unter dieser Oberfläche lebte Thorsten als schmarotzender und opportunistischer Betrüger, dessen primäre Art der Beziehung zu anderen die Ausbeutung war. So nutzte er beispielsweise wiederholt eine einsame Frau aus, die ihm erlaubte, in ihrem Haus zu wohnen.
Thorsten hatte regelmäßig Affären mit anderen Frauen, manchmal mit Vergewaltigung und Brutalität, wenn sie sich weigerten, an den sexuellen Aktivitäten teilzunehmen, zu denen er sie zwang. Auf Nachfrage sagt Thorsten, dass er das Gefühl habe, den Frauen einen Gefallen getan zu haben, weil er überzeugt gewesen sei, dass es der geheime Traum jeder Frau sei, mit einem Mann wie ihm zu schlafen.
Thorsten hält es für gerechtfertigt, seinen Opfern Geld, Kreditkarten und andere wertvolle Besitztümer abzunehmen. Er empfindet nie Reue oder Sorge um sie, sondern scheint stolz auf das zu sein, was er erreicht hat, während er sich selbst lächelnd als eine Art „Aufreißer“ bezeichnet.

# 5 Persönlichkeitsmerkmale und -muster

Neben der bereits erwähnten grundlegenden Klassifizierung des Schweregrads ermöglicht die ICD-11 auch eine detailliertere und individuellere Beschreibung der Persönlichkeitsstörung durch die Angabe eines oder mehrerer Persönlichkeitsmerkmale oder -muster. Spezifische Merkmalsbereiche können verwendet werden, um das einzigartige Muster von Persönlichkeitsmerkmalen oder -stilen darzustellen, die zur gesamten Persönlichkeitsstörung beitragen. Diese Spezifikationen werden somit zur Beschreibung individueller Persönlichkeitsstile bei einer vorliegenden Persönlichkeitsstörung oder subdiagnostischen Persönlichkeitsproblematik verwendet.

Die Spezifizierung von Merkmalsbereichen ist wichtig, weil sie ein individuelles Verständnis der Auslöser und Stressoren vermittelt, die Probleme bei der betroffenen Person hervorrufen und verstärken können (Bach & Presnall-Shvorin, 2020). Dadurch können Hinweise darauf gewonnen werden, wie man am besten mit Patienten und Patientinnen interagiert und eine therapeutische Beziehung zu ihnen aufbaut. So macht es beispielsweise einen erheblichen Unterschied in der Behandlung, ob sich eine Persönlichkeitsstörung als übermäßig ängstlich und vermeidend (Merkmalsbereiche: Negative Affektivität und Distanziertheit) oder als stark egozentrisch und dominant (Merkmalsbereich: Dissozialität) äußert. Diese beiden unterschiedlichen Persönlichkeitsakzentuierungen spiegeln verschiedene Arten der Persönlichkeitsstörung wider und können der Wahl der angemessenen Behandlungsansatzes dienen.

Es ist möglich, so viele Merkmalsbereiche zu kodieren, wie nötig sind, um die Person und ihre typischen Schwierigkeiten zu beschreiben. Die Kombination von Merkmalsdomänen bzw. die Interpretation des Gesamtbildes sagt in der Regel mehr über die Person aus als die Domänen für sich allein. Beispielsweise können zwei Personen, die beide durch Negative Affektivität gekennzeichnet sind, signifikante Merkmale gemeinsam haben, beispielsweise emotionale Labilität. Bei einer Person ist jedoch der Merkmalsbereich Negative Affektivität kombiniert mit Distanziertheit (z. B. verinnerlichte Wut, Vermeidungsverhalten und Selbstbeschuldigung), bei der anderen Person hingegen mit Dissozialität (z. B. externalisierte Wut, Konfrontation und Schuldzuweisung an andere). Die Anzahl der vorherrschenden Persönlichkeitsmerkmale bestimmt häufig den Gesamtschweregrad der Störung. Eine schwergradige Persönlichkeitsstörung ist daher in der Regel durch mehrere vorherrschende Merkmalsbereiche gekennzeichnet, während eine leichte Persönlichkeitsstörung nur mit einem einzigen vorherrschenden Merkmalsbereich verbunden sein kann. In einigen Fällen kann ein Patient oder eine Patientin jedoch eine schwergradige Persönlichkeitsstörung haben und nur eine einzige vorherrschende Eigenschaft (wie Dissozialität) aufweisen, die eine ernsthafte Gefahr für andere darstellen kann. Tabelle 5-1 zeigt Beispiele dafür, wie sich Persönlichkeitsmerkmale oder -muster je nach Schweregrad unterschiedlich manifestieren können.

## 5.1 Negative Affektivität

Der Merkmalsbereich der Negativen Affektivität enthält Merkmale, die vielen als Neurotizismus bekannt sind (z. B. im Fünf-Faktoren-Modell der Persönlichkeit), jedoch mit einer stärkeren Betonung von pathologischen Merkmalen wie z. B. heftiger Wut anstelle von Reizbarkeit. Dieser Merkmalsbereich beschreibt also die Tendenz, negative Emotionen im weitesten Sinne zu erleben. Im Folgenden werden die wichtigsten Merkmale der Negativen Affektivität hervorgehoben, zu denen situationsunangemessene und unverhältnismäßige negative Emotionen, emotionale Labilität und schlechte Emotionsregulierung, negative Einstellungen, geringes Selbstwertgefühl und Selbstvertrauen sowie Misstrauen gehören. Es ist zu betonen, dass die Ausprägung spezifischer negativer Emotionen hauptsächlich von den anderen Merkmalen abhängt, einschließlich ihrer dysfunktionalen Schwere. So neigen beispielsweise Menschen mit einem hohen Grad an Dissozialität eher zu externalisierenden negativen Emotionen (Wut, Feindseligkeit, Verachtung), während Menschen mit einem hohen Grad an Distanziertheit eher zu internalisierenden negativen Emotionen (Angst, Depression, Pessimismus, Schuldgefühle) neigen.

**Negative Emotionen mit unverhältnismäßiger und unangemessener Häufigkeit und Intensität**

- Furcht und Ängste
- Besorgnis

**Tabelle 5-1:** Persönlichkeitsmerkmale oder -muster mit unterschiedlichen Schweregraden

| | Negative Affektivität | Distanziertheit | Dissozialität | Enthemmung | Anankasmus |
|---|---|---|---|---|---|
| **Keine** | Die Person ist von Natur aus sensibel, kann in gesunder Weise Emotionen regulieren und eine breite Palette an Emotionen wahrnehmen und ausdrücken. | Die Person fühlt sich in der Regel allein am wohlsten, schätzt aber einige gute, feste Freundschaften und kann sich in diesen als geschätztes Mitglied der Gemeinschaft erfahren. | Die Person ist selbstbewusst, mutig und entschlossen, ist im Allgemeinen aber auch in der Lage, sich in andere hineinzuversetzen und die eigene Position durchzusetzen, ohne jemanden zu verletzen oder zu kränken. Sie strebt nach Kooperation und dem Gemeinwohl. | Die Person hat neue nützliche Ideen, ist spontan und geht im Leben Risiken ein, ist aber auch in der Lage, zu kooperieren und die Regeln, Anforderungen und die Ordnung der anderen zu respektieren. | Die Person ist ordentlich, organisiert, kompetent und ehrgeizig, aber auch in der Lage, flexibel auf die Ideen anderer einzugehen und sich selbst manchmal eine Pause zu gönnen. |
| **Persönlichkeitsproblematik** | Negative Erfahrungen können bei der Person zu einer Beeinträchtigung des Selbstwertgefühls, der Integrität und des emotionalen Wohlbefindens führen. | Die Person hat einige Freundschaften, die nicht wirklich tiefgründig oder befriedigend sind. Sie begrenzt den Ausdruck von Gefühlen oder zieht sich zurück, wenn Emotionen zu Konflikten oder intensiven Gefühlen führen können. | Eigene Normen können ziemlich egozentrisch sein, mit einer leicht reduzierten Fähigkeit, die Gefühle anderer zu respektieren oder zu würdigen. Andere Menschen können als überempfindlich wahrgenommen werden. | Die Person ist anpassungsfähig und risikofreudig und kann manchmal ein wenig zu sehr Risiken eingehen oder sich rücksichtslos verhalten. Sie kann ungeduldig, abgelenkt oder gelangweilt wirken. | Bestimmte Vorstellungen dieser Person in Bezug auf sich selbst oder andere können die Zusammenarbeit behindern sowie das Führen eines erfüllten Lebens teilweise verhindern. |

**Tabelle 5-1:** *Fortsetzung*

| | Negative Affektivität | Distanziertheit | Dissozialität | Enthemmung | Anankasmus |
|---|---|---|---|---|---|
| **Leichtgradige Persönlichkeitsstörung** | Bedrohungen des Selbstwertgefühls können bei dieser Person starke Emotionen hervorrufen, und Versagensängste können zu Hemmungen bei der Erreichung von Zielen führen. | Die Person hat nur wenige Beziehungen außerhalb der Familie und wenig Interesse an zwischenmenschlichen Beziehungen. Sie ist häufig allein unterwegs, emotional gehemmt und sozial zurückgezogen. | Die Person ist anspruchsvoll, gleichgültig, egozentrisch und meist auf den eigenen Vorteil bedacht. Sie erwartet die Anerkennung von anderen. | Eigene Normen dieser Person sind unangemessen niedrig (z. B. schlampig, nachlässig). Sie handelt impulsiv und oft störend. | Wertvorstellungen dieser Person sind unvernünftig und rigide, und die Bedeutung von Leistung und Produktivität im Leben kann überbewertet werden. |
| **Mittelgradige Persönlichkeitsstörung** | Die Person hat schnell wechselnde Emotionen, chronische Traurigkeit oder Angst mit fragilem Selbstwertgefühl, Scham und zwischenmenschlicher Verletzlichkeit. | Die Person hat nur einige oberflächliche Bekanntschaften außerhalb der Familie und scheint oft unbeteiligt und gleichgültig gegenüber zwischenmenschlichen Kontakten zu sein. Sie vermeidet im Allgemeinen Aktivitäten mit anderen. | Die Person ist selbstverherrlichend, feindselig, ausbeuterisch und manipulativ mit einem gewissen Risiko, andere zu missbrauchen oder zu schädigen. | Die Person legt riskantes Verhalten und Impulsivität ohne Rücksicht auf negative Folgen für sich selbst oder andere an den Tag. Sie kann Gefahr laufen, sich selbst oder andere zu verletzen. | Übertriebene und rigide Verhaltensweisen der Person verursachen Probleme bei der Zusammenarbeit mit anderen und beeinträchtigen die Selbstfunktionen und das soziale Leben. |
| **Schwergradige Persönlichkeitsstörung** | Die Person verspürt ständigen Selbsthass und ein entsprechendes Misstrauen gegenüber anderen. Hass und Wut können lähmende emotionale Zustände sein. Es besteht das Risiko von Selbstverletzungen. | Die Person vermeidet fast immer andere Menschen. Vorherrschend ist grundlegende zwischenmenschliche Distanz, emotionaler Rückzug, mangelndes Interesse und manchmal Misstrauen. | Die Person ist manipulativ und ausbeuterisch und respektiert nur die eigenen Regeln. Es besteht ein ernsthaftes Risiko, andere zu schädigen. | Die Person legt ein rücksichtsloses und impulsives Verhalten an den Tag ohne Berücksichtigung der schädlichen Folgen für sich selbst und andere. Es besteht ein ausgesprochenes Risiko, sich selbst und anderen Schaden zuzufügen. | Die Person hat extreme und übermäßig rigide Normen, die die Fähigkeit beeinträchtigen, mit anderen Menschen zusammenzuleben, Ziele zu erreichen und ein erfülltes Leben zu führen. |

- Depression
- Minderwertigkeitserleben
- Harmoniesucht
- Feindseligkeit
- Schuldgefühle
- Schamgefühle

**Emotionale Labilität und schlechte Emotionsregulierung**

- Überreagibilität sowohl mit Bezug auf eigene negative Überzeugungen als auch auf äußere Ereignisse
- Negative Emotionen in Bezug auf eigene Gedankengänge, z. B. über eigene Unzulänglichkeiten oder Fehler in der Vergangenheit, über echte oder vermeintliche Bedrohungen, Kränkungen oder Beleidigungen oder Grübeln über potenzielle zukünftige Probleme
- Überreagibilität bei Bedrohungen oder Kritik von außen sowie bei Problemen und Rückschlägen
- Geringe Frustrationstoleranz und leichte (sichtbare) emotionale Betroffenheit selbst bei kleinen Problemen
- Erleben und ausagieren oft mehrerer Emotionen gleichzeitig oder Schwanken innerhalb einer kurzen Zeitspanne zwischen verschiedenen Emotionen
- Schwierigkeiten, sich wieder zu beruhigen; ggf. ist die Unterstützung anderer nötig, um sich zu beruhigen, oder ein Verlassen der Situation

**Negativistische Haltungen**

- In der Regel Ablehnung von Vorschlägen oder Ratschlägen anderer, mit der Begründung, sie seien zu kompliziert oder zu schwer zu befolgen
- Gefühl, dass die Vorschläge anderer Personen nicht zu den gewünschten Ergebnissen führen werden oder sogar negative Folgen haben können
- Neigung, andere oder sich selbst für Probleme oder schlechte Leistungen verantwortlich zu machen

**Geringes Selbstwertgefühl und Selbstvertrauen**

- Geringes Selbstwertgefühl und geringes Selbstvertrauen in vielfältiger Weise
- Vermeidung von Situationen und Aktivitäten, die – trotz gegenteiliger Beweise – als zu schwierig angesehen werden (intellektuell, körperlich, sozial, zwischenmenschlich, emotional usw.)
- Abhängigkeit, die sich darin äußern kann, dass man häufig auf den Rat, die Anleitung und andere Formen der Hilfe anderer angewiesen ist

- Neid auf die Fähigkeiten und Erfolgserlebnisse anderer
- Bei sehr geringem Selbstwertgefühl: Tendenz, sich selbst als nutzlos zu empfinden, ein wertloses Leben zu führen und nichts Wertvolles zu erreichen, was mit Suizidgedanken oder suizidalen Verhaltensweisen einhergehen kann

**Misstrauen**
- Verdacht, dass andere negative Absichten hätten und dass neutrale oder sogar gutgemeinte Bemerkungen und positive Verhaltensweisen versteckte Drohungen, Respektlosigkeiten oder Beleidigungen seien
- Neigung, nachtragend zu sein und auch nach langer Zeit nicht vergeben zu können
- Verbitterung und Zynismus (z. B. Überzeugung, dass „das System verrottet und korrupt ist“)

## 5.2 Distanziertheit

Dieser Merkmalsbereich beschreibt die Tendenz, sich von anderen Menschen (soziale Distanziertheit) und dem eigenen Gefühlsleben (emotionale Distanziertheit) zu distanzieren. Im Folgenden sind die wichtigsten Merkmale dieses Persönlichkeitsstils aufgeführt, den sozialer und emotionaler Rückzug kennzeichnet.

**Sozialer Rückzug**
- Vermeidung von sozialen Interaktionen
- Mangel an Freundschaften
- Vermeiden von Nähe
- Mangelnde Freude an sozialen Interaktionen
- Vermeidung möglichst aller Formen von sozialen Kontakten und sozialen Situationen
- Wenig oder gar kein Interesse an Smalltalk, selbst wenn andere ihn initiieren (z. B. an der Supermarktkasse)
- Präferenz von Beschäftigungen, die keine Interaktion mit anderen erfordern; u. U. auch Ablehnung einer Beförderung, wenn sie zu mehr Interaktion führen würde
- Wenige oder gar keine Freundschaften oder flüchtige Bekanntschaften
- Minimale und oberflächliche Interaktion mit Familienmitgliedern
- Wenig oder keine intimen Beziehungen; wenig Interesse an sexuellen Beziehungen

**Emotionaler Rückzug**

- Zurückhaltung, Unnahbarkeit und begrenzter emotionaler Ausdruck und reduziertes Erleben
- Rückzugstendenz, auch in Situationen, in denen soziale Kontakte unvermeidlich sind
- Zurückhaltende Umgangsformen, kurzangebundene Reaktionen auf direkte Versuche sozialer Interaktion, u.U. in einer Weise, die weitere Gespräche verhindert
- Emotionale Gefühllosigkeit, sowohl verbal als auch nonverbal
- Fehlende Kommunikation von Gefühlen (verbal und nonverbal)
- In extremen Fällen: Fehlen von emotionaler Erfahrung
- Fehlende Reaktion auf negative oder positive Ereignisse; begrenzte Fähigkeit zu Freude und Genuss.

## 5.3 Dissozialität

Im Folgenden werden die wichtigsten Merkmale dieses Persönlichkeitsstils skizziert, zu denen Egozentrik und mangelndes Einfühlungsvermögen zählen. Es sollte betont werden, dass diese Merkmale sowohl aktiv (z.B. aufmerksamkeitssuchendes Verhalten) als auch passiv (z.B. Erwartung der Bewunderung durch andere) sein können. Es sollte auch betont werden, dass Menschen mit vorherrschender Dissozialität in der Regel ein intaktes kognitives Verständnis für die Gefühle anderer Menschen haben, emotional aber nicht so sehr von diesen Gefühlen tangiert werden. Daher neigen sie möglicherweise dazu, ihr kognitives Einfühlungsvermögen zu nutzen, um andere letztlich auszunutzen.

**Egozentrik**

- Gefühl, einen besonderen Status zu haben; Erwartung, von anderen begünstigt zu werden
- Selbstverständnis und Verhalten beruhen darauf, dass man es verdient, gegenüber anderen bevorzugt zu werden, was auch immer man will, und dass dies für jeden offensichtlich sein sollte
- Aufmerksamkeitssuchendes Verhalten, um sich die Aufmerksamkeit zu sichern; negatives Verhalten (z.B. Wut, Wutanfälle und Herabsetzung anderer), wenn es an Bewunderung und Aufmerksamkeit mangelt
- Überzeugung, viele bewundernswerte Eigenschaften zu besitzen und herausragende Leistungen vollbracht zu haben und geradezu dazu bestimmt zu sein, Großes zu erreichen und von anderen bewundert zu werden

- Gleichgültigkeit gegenüber der Tatsache, dass andere Menschen genauso viel Wert haben wie man selbst
- Beschäftigung mit den eigenen Bedürfnissen, Wünschen und dem eigenen Wohlbefinden, während die Bedürfnisse, Wünsche und das Wohlbefinden anderer ignoriert werden

**Mangelndes Einfühlungsvermögen**

- Gleichgültigkeit gegenüber dem Umstand, dass Handlungen andere in irgendeiner Weise belästigen oder verletzen (z. B. in emotionaler, sozialer, finanzieller oder körperlicher Hinsicht)
- Täuschendes, manipulatives und ausbeuterisches Verhalten
- Neigung zu Böswilligkeit und körperlicher Aggression, was bei der geringsten, vielleicht nur eingebildeten, Provokation in Gewalt umschlagen kann
- Zynismus gegenüber dem Leid anderer Menschen
- Rücksichtslosigkeit bei der Verfolgung von persönlichen Zielen
- In einigen Fällen: Freude, Schmerzen und Schaden zuzufügen (Sadismus)

## 5.4 Enthemmung

Dieser Merkmalsbereich beschreibt die Tendenz, aufgrund unmittelbarer äußerer oder innerer Reize (d.h. Empfindungen, Emotionen, Gedanken) und ohne Rücksicht auf mögliche negative Folgen unüberlegt zu handeln. Im Folgenden werden die wichtigsten Merkmale dieses Persönlichkeitsstils benannt, zu denen Aspekte wie Impulsivität, Ablenkbarkeit, Verantwortungslosigkeit, Risikobereitschaft und mangelnde Planung gehören.

**Impulsivität**

- Neigung zu unüberlegtem Handeln auf der Grundlage dessen, was im Moment attraktiv erscheint, ohne Rücksicht auf die negativen Folgen für sich selbst oder andere, einschließlich körperlicher Gefahr
- Mangelnde Fähigkeit, Belohnungen oder Befriedigungen aufzuschieben; Neigung, sofort verfügbare, kurzfristige Vergnügungen oder potenzielle Vorteile zu suchen
- Anfälligkeit für Drogenmissbrauch, Glücksspiel und impulsive sexuelle Aktivitäten

**Ablenkbarkeit**

- Schwierigkeiten, sich auf wichtige und notwendige Aufgaben zu konzentrieren, die anhaltende Anstrengungen erfordern
- Tendenz, bei schwierigen, routinemäßigen oder langwierigen Aufgaben leicht gelangweilt oder frustriert zu sein
- Ablenkbarkeit durch äußere Reize wie Gespräche anderer Menschen
- Schwierigkeiten, sich zu konzentrieren und ausdauernd an einer Aufgabe zu arbeiten (selbst wenn es keine Ablenkungen gibt); Neigung, in der Umgebung nach angenehmeren Stimuli zu suchen

**Verantwortungslosigkeit**

- Unzuverlässigkeit und fehlendes Verantwortungsgefühl für eigene Handlungen
- Mühe oder Unfähigkeit, Arbeitsaufgaben oder Hausarbeiten zu erledigen
- Nichteinhalten von Fristen, Verpflichtungen und Versprechen; Versäumen von Terminen oder Nichtwahrnehmen von Terminen, weil plötzlich andere Dinge attraktiver erscheinen und der Impuls auftritt, etwas anderes zu tun

**Risikoverhalten**

- Fehlen eines angemessenen Maßes an Vorsicht
- Neigung, die eigenen Fähigkeiten zu überschätzen; Tun von Dingen, die über die Fähigkeiten hinausgehen, ohne mögliche Sicherheitsrisiken zu berücksichtigen
- Beteiligung an rücksichtslosem Fahren oder gefährlichen Sportarten; Ausübung anderer Aktivitäten, die sich selbst oder andere (zumindest wenn keine angemessene Vorbereitung oder Ausbildung erfolgt ist) gefährden

**Mangelnde Planung**

- Präferenz von spontanen Aktivitäten gegenüber geplanten; Offenhalten von alternativen Optionen, für den Fall, dass sich etwas Attraktiveres ergibt
- Neigung, sich auf unmittelbare Gefühle, Empfindungen und Gedanken zu konzentrieren und langfristigen oder sogar kurzfristigen Zielen relativ wenig Aufmerksamkeit zu schenken
- Nichteinhaltung oder seltene Einhaltung eigener Pläne
- Seltene Verwirklichung langfristiger oder auch kurzfristiger Ziele

## 5.5 Anankasmus

Im Folgenden werden die wichtigsten Merkmale dieses Persönlichkeitsstils aufgezeigt, der sowohl Aspekte des Perfektionismus als auch emotionale und verhaltensbezogene Einschränkungen umfasst.

**Perfektionismus**

- Beschäftigung mit sozialen Regeln, Verpflichtungen und Normen von Richtig und Falsch
- Große Aufmerksamkeit für Details, strenge und systematische Tagesabläufe und ein übermäßiger Hang zur Planung mit Betonung auf Organisation, Ordnung und Sauberkeit
- Klares und detailliertes persönliches Verständnis von Perfektion und Unvollkommenheit, das über die gesellschaftlichen Normen hinausgeht und eigenwillige Vorstellungen von dem, was gut und richtig ist, zum Ausdruck bringt
- Überzeugung, dass jeder alle Regeln befolgen und alle Verpflichtungen exakt erfüllen sollte
- Überarbeiten der Arbeit von anderen, weil sie nicht den eigenen perfektionistischen Ansprüchen genügt
- Schwierigkeiten in zwischenmenschlichen Beziehungen aufgrund hoher Anforderungen an sich selbst und andere sowie unflexibler Ansichten

**Emotionale und verhaltensbedingte Einschränkungen**

- Strenge Kontrolle der eigenen Gefühlsäußerungen; Missbilligung der Äußerungen anderer Personen über diese
- Fehlen von Flexibilität und Spontaneität
- Hartnäckiges Insistieren auf der Einhaltung von Zeitplänen und Plänen, manchmal um ihrer selbst willen
- Vermeidung von offensichtlich riskanten Aktivitäten und übermäßiges Bestreben, mögliche negative Folgen einer Aktivität zu vermeiden
- Beharrlichkeit und Schwierigkeit, sich von einer Aufgabe zu lösen, die noch nicht perfekt und bis ins letzte Detail erledigt ist
- Schwierigkeiten, Entscheidungen zu treffen, bei besorgter Erwägung aller möglichen Alternativen und Vor- und Nachteile

## 5.6 Borderline-Muster als Option

Die ICD-11 hat sich dafür entschieden, die Möglichkeit der Auswahl eines Borderline-Musters aufzunehmen, vor allem aus Rücksicht auf die umfangreiche Psychotherapie-Literatur und die nationalen Leitlinien, die in den letzten 30 Jahren mit Fokus auf dieser Diagnose entwickelt wurden. Gleichzeitig wird in der wissenschaftlichen Literatur anerkannt und ein breiter Konsens darüber erzielt, dass es erhebliche Überschneidungen zwischen dem Borderline-Muster und den in den qualifizierenden Merkmalsdomänen sowie dem globalen Schweregrad enthaltenen Informationen gibt.

Es soll betont werden, dass es sich bei dem Borderline-Muster um einen zusätzlichen Kode und nicht um eine eigentliche Diagnose handelt. In jedem Fall müssen Kliniker und Klinikerinnen zuallererst feststellen, ob eine Persönlichkeitsstörung vorliegt, dann kann der Schweregrad und, falls gewünscht, eine oder mehrere Merkmalsdomänen kodiert werden, wobei auch die Möglichkeit besteht, ein Borderline-Muster anzugeben. Die Klassifizierung des Schweregrads und die Kodierung der Merkmalsdomänen gehen also jeder Kodierung eines Borderline-Musters voraus.

Die Borderline-Muster-Kodierung kann auf Personen angewandt werden, deren Persönlichkeitsstörung durch ein durchdringendes Muster von Instabilität in zwischenmenschlichen Beziehungen, Selbstbild, Affekt und Verhalten gekennzeichnet sind. Sie weisen darüber hinaus eine ausgeprägte Impulsivität auf, die durch fünf (oder mehr) der folgenden Merkmale angezeigt wird.

- Verzweifeltes Bemühen, tatsächliches oder vermutetes Verlassenwerden zu vermeiden
- Ein Muster instabiler und intensiver zwischenmenschlicher Beziehungen, das durch einen Wechsel zwischen den Extremen der Idealisierung und Entwertung gekennzeichnet ist und typischerweise sowohl mit einem starken Wunsch nach Nähe und Intimität als auch mit Angst davor einhergeht
- Identitätsstörung; ausgeprägte und anhaltende Instabilität des Selbstbildes oder der Selbstwahrnehmung
- Neigung zu unüberlegtem Handeln in negativen Affektzuständen, was zu potenziell selbstschädigendem Verhalten führt (z.B. riskantes Sexualverhalten, rücksichtsloses Fahren, übermäßiger Alkohol- oder Drogenkonsum, übermäßiges Essen)
- Wiederholtes selbstschädigendes Verhalten (z.B. suizidale Handlungen, Suizidandeutungen oder -drohungen oder Selbstverletzungsverhalten)
- Emotionale Instabilität, die durch eine erhebliche Reagibilität der Stimmung verursacht wird. Stimmungsschwankungen können entweder durch innere

(z. B. Gedanken) oder äußere Ereignisse ausgelöst werden. Infolgedessen erlebt die Person z. B. intensive dysphorische Zustände, die typischerweise einige Stunden, aber auch bis zu mehreren Tagen andauern können
- Chronische Gefühle von Leere
- Unangemessene heftige Wut oder Schwierigkeiten, die Wut zu kontrollieren, was sich in häufigen Wutausbrüchen äußert (verbunden z. B. mit Schreien, Werfen oder Zerschlagen von Gegenständen, körperlichen Auseinandersetzungen)
- Vorübergehende dissoziative Symptome oder psychoseähnliche Symptome (z. B. kurze Halluzinationen, paranoide Vorstellungen) in Situationen mit hoher affektiver Belastung

Zu den weiteren Erscheinungsformen des Borderline-Musters, die nicht unbedingt alle gleichzeitig bei der Person auftreten, gehören folgende.
- Negatives Selbstbild und Wahrnehmung der eigenen Person als unzureichend, schlecht, schuldig, abstoßend und verachtenswert
- Gefühl, sich grundlegend von anderen Menschen zu unterscheiden und von ihnen isoliert zu sein; ein schmerzhaftes Gefühl der Entfremdung und allgegenwärtigen Einsamkeit
- Überempfindlichkeit gegenüber Ablehnung; Schwierigkeiten, ein dauerhaft angemessenes Maß an Vertrauen in zwischenmenschliche Beziehungen aufzubauen und aufrechtzuerhalten; häufige Fehlinterpretation sozialer Signale.

# 6 Klinische Entscheidungsfindung und Behandlung

In diesem Kapitel werden wir zunächst Vorschläge dazu machen, wie der Schweregrad einer Persönlichkeitsstörung im Allgemeinen klinische Entscheidungen beeinflussen kann. Anschließend werden wir untersuchen, wie die Merkmalsbereiche bzw. die Kombination von Merkmalsbereichen sowohl die Behandlung als auch die Art und Weise, wie wir mit den Patienten und Patientinnen interagieren, beeinflussen können.

## 6.1 Klinische Entscheidungen zum Schweregrad

Wie bereits erwähnt, bezieht sich der Schweregrad einer Störung im Allgemeinen auf das, was Menschen tun, und das kann sich im Laufe der Zeit oft ändern oder variieren. Daher konzentriert sich eine therapeutische Behandlung in erster Linie auf das Funktionsniveau der Persönlichkeit oder den Schweregrad der Persönlichkeitsstörung und weniger auf die Persönlichkeitsmerkmale, die den individuellen Persönlichkeitsstil eines Menschen ausmachen und die einen höheren Grad an Stabilität aufweisen. Die Anpassung der Behandlung an das, was wir tun, und an das, was wir sind, sind daher ebenfalls zwei verschiedene Dinge (Bach, 2020; Bach & Simonsen, 2021; Bach & Tracy, 2022).

Insbesondere der Schweregrad liefert Klinikern und Klinikerinnen wichtige Informationen über zu erwartende Risiken und die Behandlungsprognose. So sind Selbst- und Fremdverletzungen bei Personen mit leichtgradigen Persönlichkeitsstörungen selten, während das Risiko von Selbst- und Fremdverletzungen bei schwergradigen Persönlichkeitsstörungen relativ häufig ist. So bedeutet beispielsweise das Risiko schwerer Selbstverletzungen oder Suizidversuche, dass Ärzte und Ärztinnen in den meisten Fällen der Entwicklung eines Krisenplans mit Patienten und Patientinnen besondere Aufmerksamkeit schenken sollten (Sundhedsstyrelsen, 2015). Das Risikoniveau bezieht sich auch auf Gewalt gegenüber und Schaden für andere. Eine umfassende systematische Auswertung von Studien über Gefängnisinsassen ergab, dass insgesamt 65% eine Persönlichkeitsstörung aufwiesen, und von diesen hatten etwa 46% die Diagnose einer dissozialen Persönlichkeitsstörung (Fazel & Danesh, 2002). Es wird erwartet, dass künftige Forschungsarbeiten auf der Grundlage der ICD-11-Klassifikation von Persönlichkeitsstörungen zu einer genaueren Beschreibung und Vorhersage in der Forensik beitragen werden (Carroll et al., 2022; Hopwood & Sellbom, 2013).

In Bezug auf die Behandlungsprognose kann die Bestimmung des Schweregrads Klinikern und Klinikerinnen vor allem dabei helfen, die Erwartungen an das Behandlungsbündnis und den Behandlungsverlauf zu klären (Bach & Simonsen, 2021). Das Behandlungsbündnis bei Persönlichkeitsstörungen ist oft anders als bei anderen psychischen Störungen (Bender, 2005). Dies liegt daran, dass sich die charakteristischen Persönlichkeitsfunktionen und ihre Erscheinungsformen häufig in der Beziehung zu Therapeuten und Therapeutinnen manifestieren. Bei der Behandlung von Persönlichkeitsproblematiken und leichtgradigen Persönlichkeitsstörungen gibt es in den meisten Fällen keine nennenswerten Probleme mit dem Behandlungsbündnis, während fehlende Bündnisse und Bündnisabbrüche mit höherem Schweregrad häufiger vorkommen. In Tabelle 6-1 finden Sie Beispiele dafür, wie sich die Persönlichkeitsfunktion auf die Allianz mit dem Therapeuten bzw. der Therapeutin auswirken kann.

### Allgemeine Behandlungsprinzipien für Persönlichkeitsstörungen

Aus unserem Wissen über die Behandlung der Borderline-Persönlichkeitsstörung lassen sich einige Schlüsselprinzipien für das Funktionieren der Persönlichkeit im Allgemeinen ableiten, und in einigen Fällen kann die Behandlung je nachdem, ob es sich um eine leichtgradige, mittelgradige oder schwergradige Störung handelt, variieren. Hopwood (2018) sowie Bateman und Kollegen (2015) haben die Behandlungsliteratur gesichtet und die fünf transtheoretischen Prinzipien für eine wirksame Behandlung von Persönlichkeitsstörungen aufgestellt, die in Tabelle 6-2 dargestellt und im Folgenden näher erläutert werden.

Die transtheoretischen Grundsätze thematisieren weitgehend, was Therapeuten und Therapeutinnen bei der Arbeit mit Menschen mit einer Persönlichkeitsstörung beachten sollten. Ein anderer allgemeiner Ansatz konzentriert sich mehr darauf, wie die Behandlung an verschiedene Aspekte der Persönlichkeitsstörung angepasst werden kann (Clarkin et al., 2015). Dieses Modell konzentriert sich auf vier Bereiche der Dysfunktion: Symptomstress, Emotionsregulation, Beziehungs-

**Tabelle 6-1:** Mögliche Auswirkungen der Persönlichkeitsfunktion auf das Bündnis mit Pflegepersonen bzw. Therapeuten und Therapeutinnen

| Funktion und Ausprägung der Persönlichkeit | Auswirkungen auf Allianzen |
|---|---|
| Zerrissene und instabile Identität | Dies führt oft zu Unklarheit und Verwirrung bei Therapeuten und Therapeutinnen, was die Desorganisation der Persönlichkeit weiter vorantreiben kann. |
| Schwierigkeiten, die eigenen Eigenschaften, Stärken und Grenzen zu erkennen | Dies führt zu Verwirrung und möglicherweise zu Uneinigkeit über die Ziele und Aufgaben der Behandlung. |
| Mangelnde Fähigkeit, die Perspektiven anderer zu verstehen und zu würdigen | Dies führt zu Missverständnissen und unterbricht oft die emotionale Bindung zu Therapeuten und Therapeutinnen. |
| Neigung zu emotionaler Über- oder Unterreagibilität | Dies führt oft zu einer Über- oder Unterreaktion der Therapeuten und Therapeutinnen, je nach seiner Persönlichkeit. |
| Unsicherheit oder Unfähigkeit, schwierige oder unerwünschte Emotionen in sich selbst zu erkennen und anzuerkennen | Dies führt oft zu Missverständnissen, da Therapeuten und Therapeutinnen der Person Gefühle zuschreiben, die sie nicht fühlt oder erkennt. |
| Mangelnde Stabilität oder Flexibilität der Überzeugungen | Dies führt oft zu einem Gefühl der Stagnation, das für Therapeuten und Therapeutinnen frustrierend sein kann. Andererseits können Überzeugungen so fluktuierend und formbar sein, dass sich die Behandlungsziele und -aufgaben ständig ändern. |
| Unangemessene Verhaltensreaktionen auf intensive Emotionen und stressige Umstände | Die Gefahr von Selbstverletzungen oder Aggressionen kann die Allianz behindern und eine authentische therapeutische Beziehung gefährden. |

funktion und Selbstfunktionalität. Die verschiedenen evidenzbasierten Behandlungen sind unterschiedlich gut geeignet, um die Person zu verstehen, je nachdem, welche der vier Dysfunktionsbereiche gerade im Vordergrund stehen. Darüber hinaus treten die Bereiche oft in bestimmten Phasen auf und nehmen bestimmte Verläufe, was für einen sogenannten modularen Aufbau der Behandlung sprechen kann. Für viele Patienten und Patientinnen mit mittelgradiger Persönlichkeitsstörung könnte die folgende Behandlungsplanung prototypisch sein: a) Sicherheit

**Tabelle 6-2:** Transtheoretische Prinzipien für eine wirksame Behandlung von Persönlichkeitsstörungen (nach Hopwood, 2018; Bateman et al., 2015)

| **1. Je höher der Schweregrad, desto wichtiger ist ein strukturierter Behandlungsansatz** |
|---|
| Bei Menschen mit einer schwergradigen Persönlichkeitsstörung ist eine Vielzahl von Lebensbereichen (Arbeit, Beziehungen usw.) betroffen. Zur gleichen Zeit werden sie auch von den ihnen zur Verfügung stehenden persönlichen Ressourcen beeinflusst. Ohne eine Struktur zur Priorisierung der Probleme und ohne ein kohärentes Modell besteht die Gefahr, dass die Behandlung in viele Richtungen geht und letztlich das Vertrauen in eine dauerhafte und substanzielle Veränderung der Persönlichkeitsstörung schwindet. Manualisierte Therapiemethoden können erleichtern, dass bei der Behandlung von mittel- bis schwergradigen Persönlichkeitsstörungen ein höheres Maß an Struktur erreicht werden kann. In einigen Fällen können sich Patienten und Patientinnen mit einem hohen Schweregrad jedoch besser unterstützt fühlen, wenn es spezifische und begrenzte Ziele in der Behandlungsform gibt, d.h. bei Behandlungsansätzen, die nicht als manualisiert oder stark strukturiert bezeichnet werden können. Zu dieser Art der Behandlung, die ggf. Teil der Sozialpsychiatrie und dergleichen ist, gibt es bisher nur relativ wenig Forschung (Ledden et al., 2022). |
| **2. Schwerpunktmäßige Förderung und Klärung der Handlungsfähigkeit, d.h. der persönlichen Verantwortung in der Behandlung** |
| Ein höherer Schweregrad bedeutet nicht zwangsläufig, dass eine stärkere Konzentration auf das Handeln erforderlich ist. Stattdessen kann man sagen, dass in fast allen Fällen die Frage der Verantwortung, der Rollenverteilung usw. bei der Behandlung von Menschen mit Persönlichkeitsstörung relevant ist. Wie sich das genau gestaltet, hängt von den spezifischen Persönlichkeitsmerkmalen ab, aber unabhängig davon wird das eigene Rollenverständnis bei der Behandlung fast immer auf kompliziertere Weise thematisiert werden als bei der Behandlung anderer Störungen. |
| **3. Förderung der Dynamik zwischen Emotionen, Ereignissen und Verhaltensweisen** |
| Unabhängig davon, ob es sich um eine leicht-, mittel- oder schwergradige Persönlichkeitsstörung handelt, geht es in der Behandlung stets um die Wechselwirkung zwischen Emotionen und Situationen. Bei leichtgradigen Persönlichkeitsstörungen geht es dabei oft um mangelnden Kontakt mit bestimmten Emotionen (z.B. Wut) in bestimmten Situationen oder Beziehungen, während bei schwergradigen Persönlichkeitsstörungen die Person bestimmte unerwünschte Emotionen überhaupt nicht erkennen kann und oft eine starke emotionale Dysregulation aufweist. Charakteristisch für alle evidenzbasierten Psychotherapien für Borderline-Persönlichkeitsstörungen (d.h. mittel- bis schwergradige Persönlichkeitsstörungen) ist, dass die Manuale spezifische Interventionen enthalten, die darauf abzielen, die Fähigkeit der Person zu stärken, Emotionen mit Ereignissen und Verhaltensweisen in Verbindung zu bringen. |

**Tabelle 6-2:** *Fortsetzung*

| |
|---|
| **4. Rollenverständnis als Therapeut/Therapeutin und ein angemessenes Aktivitätsniveau** |
| Für die evidenzbasierten Formen der Psychotherapie ist es charakteristisch, dass Therapeuten und Therapeutinnen aktiv und engagiert am Behandlungsprozess teilnehmen. Sie sind auch dadurch gekennzeichnet, dass sich Therapeuten und Therapeutinnen in ihrer Rolle als Therapeuten und Therapeutinnen bei der Arbeit mit Menschen mit Persönlichkeitsstörung fast immer in eine bestimmte Richtung gedrängt fühlen. Eine Studie von Folmo und Kollegen (2021) zeigte beispielsweise, dass Menschen mit einer schwergradigen, durch Misstrauen gekennzeichneten Persönlichkeitsstörung von der Behandlung profitierten, wenn Therapeuten und Therapeutinnen ein gradliniger und transparenter Kommunikationsstil gelang. In den Fällen, in denen die Behandlungsergebnisse schlecht ausfielen, war dies vor allem darauf zurückzuführen, dass die misstrauischen Patienten und Patientinnen im Laufe der Zeit immer häufiger Meinungsverschiedenheiten mit ihren Therapeuten und Therapeutinnen über Aufgaben und Ziele der Therapie hatten. |
| **5. Möglichkeiten der Supervision** |
| Alle theoretischen Ausrichtungen evidenzbasierter Psychotherapie, die auf die Persönlichkeitsfunktion abzielen, empfehlen es, Supervisionsmöglichkeiten in Anspruch zu nehmen. Dies dient Therapeuten und Therapeutinnen zur Reflexion und Klärung ihrer therapeutischen Rolle und hilft ihnen, den Patienten und Patientinnen zu helfen. |

herstellen, b) Symptomverschlechterung stoppen, c) Emotionen und Impulse kontrollieren und regulieren, d) stabile maladaptive zwischenmenschliche Muster erkunden und verändern und e) adaptivere Selbstfunktionen integrieren und bearbeiten. Dazu dient ein in verschiedene Module unterteiltes Behandlungsprogramm, das sich auf mehrere evidenzbasierte Psychotherapien stützt. In der ersten Phase wird wahrscheinlich ein eher verhaltenstherapeutischer Ansatz verfolgt, während in späteren Phasen beispielsweise verstärkt mit der übertragungsfokussierten Therapie oder der Schematherapie gearbeitet werden könnte.

Es gibt nur wenige Studien, die diesen Ansatz empirisch analysieren. Eine interessante Studie von Sahin und Kollegen (Sahin et al., 2018) ergab, dass ein psychodynamischer Ansatz die beste Wirkung bei Borderline-Persönlichkeitsstörungen hatte, wenn der Schweregrad der Symptome niedrig war, während es keinen Unterschied zwischen der psychodynamischen Therapie und der Dialektisch-Behavioralen Therapie gab, wenn der Schweregrad hoch war.

### Verhältnis zwischen Schweregrad und Behandlungsintensität

Es liegt nahe, zu denken, dass Menschen mit dem höchsten Schweregrad auch die umfassendste Behandlung erhalten sollten. Das ist zwar in einigen Fällen wahrscheinlich richtig, aber bei weitem nicht immer. Mit dem Übergang zu einem dimensionalen System werden wir in den kommenden Jahren in dieser Frage mehr Klarheit gewinnen. In konzeptioneller und theoretischer Hinsicht ermöglicht es ein dimensionaler Ansatz, verschiedene Korrelationen sorgfältig zu prüfen und schließlich ihre Gültigkeit in empirischen Experimenten zu testen. Die Behandlung einer Persönlichkeitsstörung kann viele verschiedene Ziele verfolgen, z.B. Stabilisierung in einer akuten Krisenphase, langfristige Unterstützung zur Verbesserung der Lebensqualität oder Persönlichkeitsveränderung mit dem Ziel, grundlegende Funktionen der Persönlichkeit zu verändern. Gleichzeitig gibt es bei Menschen mit Persönlichkeitsstörung große Unterschiede in Bezug auf den Schweregrad der Störungen und ihre Fähigkeiten und Möglichkeiten. Wenn man bedenkt, wie die Behandlungsziele, die Ressourcen der Person und die Behandlungsmerkmale zusammenwirken, wird wahrscheinlich den meisten Menschen klar, dass eine passgenaue Behandlungsplanung nicht so einfach ist, wie es auf den ersten Blick erscheinen mag. Einerseits haben Menschen mit schwergradigen Persönlichkeitsstörungen wahrscheinlich den höchsten Leidensdruck und können daher potenziell am meisten von einer langfristigen und oft intensiven Behandlung profitieren (Bach & Simonsen, 2021; Goorden et al., 2017). Andererseits wird es auch eine Gruppe von Patienten und Patientinnen mit schwergradigen Persönlichkeitsstörungen geben, deren Funktionsniveau sowohl im persönlichen als auch im zwischenmenschlichen Bereich so dysfunktional ist, dass selbst intensive Behandlungen kaum mehr als eine Linderung des akuten Symptomdrucks bewirken werden. Menschen mit einer leichtgradigen Persönlichkeitsstörung hingegen können sich oft in einer Art und Weise präsentieren, dass sie Hilfe bekommen (Soeteman et al., 2008), und gleichzeitig auch mehr von den psychotherapeutischen Angeboten profitieren, weil sie bereits vor Beginn der Behandlung über mehr Ressourcen als andere mit einer mittel- oder schwergradigen Persönlichkeitsstörung verfügen (Antonsen et al., 2016). Auf diese Weise stellt die Persönlichkeitsstörung eine große Herausforderung für den Gesundheitsdienstleister dar, wenn es darum geht, die Behandlung auf die Person abzustimmen.

Der Frage nach der Anpassung der Behandlung an den Schweregrad der Persönlichkeitsstörung wird seit vielen Jahren große Aufmerksamkeit geschenkt, aber nur eine Handvoll Studien ist von ausreichender wissenschaftlicher Qualität, um mit einem gewissen Grad an Sicherheit klare Aussagen zu diesen Fragen machen zu können. Wahrscheinlich war es für die meisten überraschend, dass in den Leitlinien der dänischen Gesundheits- und Arzneimittelbehörde (Sundhedsstyrelsen, 2015) sowohl eine kürzere als auch eine längere Behandlung für die emotional instabile Persönlichkeitsstörung (Borderline) empfohlen wurde,[9] und zwar sowohl unimodale (Psychotherapie) als auch multimodale (Psychotherapie in Kombination mit anderen Behandlungen) Ansätze.[10] Die Empfehlung wurde so formuliert, weil bei der Untersuchung in Metaanalysen kein signifikanter Unterschied in der Wirksamkeit der unterschiedlichen Behandlungsansätze festgestellt wurde (Cristea et al., 2017; Eskildsen et al., 2020). Die Frage der kürzeren oder längeren Behandlungsdauer bei Patienten und Patientinnen mit einer Persönlichkeitsstörung wurde eigentlich nur in einer einzigen Studie von McMain und Kollegen (2022) untersucht, in der kein Unterschied in der Wirkung von 6 und 12 Monaten Dialektisch-Behavioraler Therapie festgestellt wurde. Des Weiteren schien es, dass sich die Patienten und Patientinnen in dem kürzeren Behandlungsprogramm schneller verbesserten als in dem längeren Behandlungsprogramm. Die Ergebnisse einer ähnlichen dänischen Studie zur Mentalisierungsbasierten Therapie werden voraussichtlich Ende 2023 veröffentlicht (Juul et al., 2019).[11]

Obwohl es im Durchschnitt keine empirische Grundlage zu geben scheint, die es nahelegt, allen Personen mit einer Persönlichkeitsstörung eine Langzeitbehandlung anzubieten, wird es wahrscheinlich eine Untergruppe geben, für die dies geeignet ist (Juul et al., 2022). Im Laufe der Jahre haben verschiedene Forschungsgruppen Patientenmerkmale untersucht oder beschrieben, die dazu beitragen können, verschiedene Behandlungen besser auf Patienten und Patientinnen mit Persönlichkeitsstö-

9 Die für Deutschland gültigen DGPPN-S3-Leitlinien (DGPPN, 2022) können auf Grundlage der vorliegenden wissenschaftlichen Erkenntnisse keine Empfehlungen zu Frequenz und Behandlungsdauer einer psychotherapeutischen Behandlung mit Bezug zum jeweiligen Schweregrad oder der Symptomausprägung der BPS machen. Demzufolge sollten Therapiefrequenz und Therapiedauer individuell angepasst werden und die Sitzungen mindestens einmal pro Woche stattfinden. Die für die Schweiz gültigen SGPP-Leitlinien (SGPP, 2018) sehen eine zeitliche Limitierung aller evidenzbasierten, störungsspezifischen Verfahren vor. Die Sitzungen sollten ein bis zweiwöchentlich im ambulanten Rahmen stattfinden, wobei die Behandlungsdauer normalerweise zwischen ein bis drei Jahren liegen sollte.

10 Die für Deutschland gültigen DGPPN-S3-Leitlinien (DGPPN, 2022) geben keine Empfehlung zu Kombinationen unterschiedlicher Behandlungen oder -settings und empfehlen insbesondere nicht die medikamentöse Begleitung einer psychotherapeutischen Behandlung. Stationäre oder teilstationäre Behandlungen sollten zur kurzzeitigen Kriseninterventionen stattfinden oder als zeitlich begrenzter Teil längerer störungsspezifischer Behandlungsprogramme. Es werden Kombinationsbehandlungen von störungsspezifischen Einzel- und Gruppenpsychotherapien empfohlen. Die für die Schweiz gültigen SGPP-Leitlinien (SGPP, 2018) empfehlen grundsätzlich ambulante Psychotherapien, sehen zudem auch stationäre Vorbehandlungen auf einer spezialisierten Station (neben stationären Kriseninterventionen), respektive teilstationäre Behandlungen mit anschließenden ambulanten Psychotherapien vor. Psychopharmakotherapie sollte v.a. in krisenhaften Situationen und niedrigdosiert angewendet werden. Es werden Kombinationsbehandlungen von störungsspezifischen Einzel- und Gruppenpsychotherapien empfohlen.

11 Diese Studie ist mittlerweile publiziert: Demnach führe langfristige MBT weder zu einer Verringerung der Borderline-Symptome, noch beeinflusse sie im Vergleich zur kurzfristigen MBT die sekundären Ergebnisse (Juul et al., 2023). Philips et al. (2024) kritisierten die Publikation von Juul et al. (2023): Das Studiendesign untersuche nicht tatsächliche Langzeit-MBT vs. Kurzzeit-MBT, die Ableitungen seien wissenschaftlich fragwürdig.

**Tabelle 6-3:** Modell der stufenweisen Betreuung bei ICD-11-Persönlichkeitsstörungen

| Schweregrad | Definition und Stadium | Interventionen | Kontext der Behandlung |
|---|---|---|---|
| Leichtgradig | • Betroffene riskieren nur selten ernsthafte Schäden für sich selbst oder andere und<br>• werden häufig erstmals auffällig im Zusammenhang mit kritischen Episoden. | • Zeitlich begrenzte Gruppen- (psychodynamisch oder Kompetenztraining) oder Einzelpsychotherapie<br>• Fallmanagement | • Primärversorgung (z. B. niedergelassener psychologischer oder ärztlicher Psychotherapeuten, resp. Psychiater oder Psychiaterin) |
| Mittelgradig | • Es besteht oft Gefahr, sich selbst oder anderen Schaden zuzufügen.<br>• Die Probleme sind anhaltender und schwerwiegender Natur | • Zeitlich begrenzte evidenzbasierte Behandlungsprogramme (z. B. DBT, MBT, ST) | • Ambulante psychiatrisch-psychotherapeutische Versorgung |
| Schwergradig | • Es kommt häufig zu schwerer Selbstschädigung, ernsthaften Suizidversuchen und/oder es besteht die Gefahr von Gewalt.<br>• Behandlungsversuche mit evidenzbasierten Behandlungen haben tlw. keine ausreichende Wirkung. | • Den Wechsel von einer zeitlich begrenzten Therapie zu einer anderen erwägen<br>• Eine Anpassung (Erhöhung oder Verringerung) des Behandlungskontakts in Betracht ziehen | • Ambulante psychiatrisch-psychotherapeutische Versorgung mit höherem Spezialisierungsgrad und möglicher stationärer Behandlung |
| Chronisch anhaltende Störung | • Es besteht eine Risikostufe, die einem mittleren oder schweren Risiko entspricht.<br>• Therapien haben unzureichende Wirkung trotz wiederholter Behandlungsversuche. | • Unterstützende Behandlung mit dem Ziel der Verbesserung der Lebensqualität<br>• Allgemeiner psychiatrisch-psychotherapeutischer Ansatz anstelle eines spezialisierten evidenzbasierten Ansatzes<br>• Wahrscheinlich langfristiger Kontakt, aber mit geringerer Häufigkeit | • Je nach dem Grad des Risikos kann dies auch eine unterstützende Beratung durch eine/n ambulant tätige/n Haus- oder Allgemeinarzt oder -ärztin umfassen.<br>• In der Primärversorgung, Psychiatrische Einrichtungen oder Sozialpsychiatrie |

Anmerkung: Dialektisch-Behaviorale Therapie (DBT), Mentalisierungsbasierte Therapie (MBT) und Schematherapie (ST).

rung abzustimmen, häufig im Rahmen eines abgestuften Versorgungsmodells (Hutsebaut et al., 2020; Simonsen et al., 2017). Eines der Modelle, das die meiste Aufmerksamkeit erhalten hat, wurde von Lois Choi-Kain (2016) entwickelt; eine an die dänische ICD-11 angepasste Version des Stufenmodells von Choi-Kain ist in Tabelle 6-3 dargestellt.[12]

In Dänemark gibt es im Allgemeinen weder eine stationäre Behandlung noch hochspezialisierte Behandlungsumgebungen, die in der Lage wären, die Behandlungen an die aktuellen Bedürfnisse des Einzelnen anzupassen und zu integrieren.[13] In Tabelle 6-4 und Tabelle 6-5 schlagen wir allgemeine und spezifische Leitlinien für die therapeutische Behandlung von Patienten und Patientinnen mit unterschiedlichem Schweregrad vor.[14]

## 6.2 Klinische Überlegungen zu den Merkmalsbereichen

In den obigen Ausführungen haben wir es für angemessen gehalten, das Funktionsniveau (Schweregrad) von den Persönlichkeitsmerkmalen zu trennen, da dies in einer Einführung in die ICD-11-Persönlichkeitsstörung am verständlichsten ist. Es sollte jedoch betont werden, dass dies ein etwas künstlicher Ansatz ist, da der Schweregrad immer auch auf bestimmte individuelle Weise („Persönlichkeitsstile") ausgedrückt wird, die durch Merkmalsdomänen spezifiziert werden. Im Folgenden werden wir uns genauer ansehen, wie die Merkmalsdomänen ein besseres Verständnis von Patienten und Patientinnen ermöglichen und zu einer individuelleren Behandlung führen können. Während man sagen kann, dass die Persönlich-

---

12 Die Tabelle bezieht sich auf das dänische Gesundheits- und Versorgungssystem. Die Behandlungsempfehlungen für Deutschland, Österreich und die Schweiz sind den jeweiligen Leitlinien der entsprechenden Fachgesellschaften zu entnehmen. Aktuell in Deutschland sind die S2-Leitlinien von 2009 der Deutschen Gesellschaft für Psychiatrie, Psychotherapie und Nervenheilkunde (DGPPN, 2009); spezifisch für die Borderline-Persönlichkeitsstörung gibt es eine S3-Leitlinie (DGPPN, 2022). Die Leitlinien der Schweizerische Gesellschaft für Psychiatrie und Psychotherapie (SGPP) beziehen sich nur auf die Borderline-Persönlichkeitsstörung (Schweizerische Gesellschaft für Psychiatrie und Psychotherapie (SGPP), 2018). In Österreich gibt es die Diagnostik-Leitlinie für Psychotherapeutinnen und Psychotherapeuten des Bundesministeriums für Soziales, Gesundheit, Pflege und Konsumentenschutz (BMSGPK, 2020).

13 Innerhalb des DACH-Raums gibt es verschiedene sowohl stationäre als auch teilstationäre (sowie selbstverständlich auch ambulante) spezialisierte und individualisierte Behandlungsumgebungen. Vgl. hierzu auch die genannten Behandlungsleitlinien der entsprechenden Fachgesellschaften.

14 Die jeweiligen Behandlungsstrategien in Deutschland, Österreich und der Schweiz variieren unter Umständen gemäß des jeweiligen Gesundheits- und Versorgungssystems, was den entsprechenden Leitlinien zu entnehmen ist (DGPPN, 2009, 2022; SGPP, 2018; BMSGPK, 2020). In den deutschsprachigen Ländern ist beispielsweise teilweise auch die Übertragungsfokussierte Therapie (TFP) indiziert.

**Tabelle 6-4:** Allgemeine Leitlinien für das therapeutische Vorgehen je nach Schweregrad

| Leichtgradig | Mittelgradig | Schwergradig |
|---|---|---|
| Die Patienten und Patientinnen benötigen tendenziell eine wenig strukturierte und wenig intensive Behandlung. Es ist relativ wenig Aufwand erforderlich, um das therapeutische Bündnis aufrechtzuerhalten und irreparable Brüche zu verhindern. Eine Gruppentherapie ist bisweilen ausreichend – ohne individuelle Unterstützungssitzungen. | Bei den Patienten und Patientinnen ist eine mäßig strukturierte Behandlung notwendig. Kliniker und Klinikerinnen müssen gut darauf vorbereitet sein, mit dem Zusammenbruch von Allianzen umzugehen, und das Risiko eines Therapieabbruchs ist vorhanden. | Die Patienten und Patientinnen benötigen eine stark strukturierte Behandlung und klare Grenzen. Kliniker und Klinikerinnen müssen sich sehr bewusst um den Aufbau von Allianzen, die Behebung von Verstößen und die Verhinderung von Ausfällen kümmern. Zentrales Augenmerk sollte Suizid- und Tötungsrisiken, Selbstverletzungen und Gewalt sowie therapeutisch störendem Verhalten gelten. |

keitsfunktion beschreibt, wie Patienten und Patientinnen im Allgemeinen mit sich selbst und ihren Beziehungen „umgehen“, kann man sagen, dass die Merkmalsdomänen die Art und Weise der Dysfunktion aufzeigen, die zum Auffälligwerden von Patienten und Patientinnen geführt hat. Als Kliniker und Klinikerinnen sollten wir daher unser Augenmerk darauf richten, die Anteile dieser Merkmalsdomänen bei Patienten und Patientinnen zu verstehen, während wir versuchen, die Gesamtfunktionalität der Persönlichkeit zu verändern. Die Merkmalsdomänen können beispielsweise ein besseres Verständnis der individuellen Auslöser und Stressoren vermitteln, die die Probleme bei Patienten und Patientinnen hervorrufen und verstärken können (z. B. Negative Affektivität in Form von Misstrauen und emotionaler Labilität). Auf dieser Grundlage können wir auch überlegen, wie wir als Therapeuten und Therapeutinnen am besten mit Patienten und Patientinnen interagieren und eine gute Beziehung zu ihnen aufbauen können.

### Klinische Überlegungen zu Negativer Affektivität

Für alle Kliniker und Klinikerinnen ist die Negative Affektivität ein Kernbereich, da sie z. B. stark mit emotionalen Krisen und Suizidgefahr verbunden ist, was die Person wahrscheinlich in Kontakt mit dem Gesundheitssystem bringt. Der Merkmalsbereich wird im Allgemeinen mit emotionalen Problemen und Leidensdruck in Verbindung gebracht, wobei diese Symptomatik bei einem breiten Spektrums psychischer Störungen zu beobachten ist. Da dieser Bereich in hohem Maße zur

**Tabelle 6-5:** Vorgeschlagene Behandlungsstrategien je nach Schweregrad

| | Leichtgradig | Mittelgradig | Schwergradig |
|---|---|---|---|
| **DBT** | Konzentration auf zwischenmenschliche Themen und Fragen hinsichtlich der Lebensqualität. Weniger umfangreiche Programme können in Betracht gezogen werden (z.B. soziales Kompetenztraining plus Beratungsteam). | Konzentration auf Selbstverletzungen und suizidales Verhalten, wenn es auftritt. Verstärkte Konzentration auf andere dysfunktionale Verhaltensweisen, einschließlich therapiestörendes Verhalten. | Konzentration auf Verringerung von suizidalen und selbstverletzenden Verhaltensweisen, therapiestörendes Verhalten und andere stark dysfunktionale Verhaltensweisen. |
| **MBT** | Ziel ist es, die Fähigkeit zur Mentalisierung zu verbessern. Die Patienten und Patientinnen sind in der Regel weniger schwer zu erreichen und aufgrund eines relativ intakten epistemischen Vertrauens offener für neue Informationen. | Den Patienten und Patientinnen soll bei der Entwicklung und Wiederherstellung ihrer Mentalisierungsfähigkeit geholfen werden. Dazu werden die Pole der Mentalisierung wieder ins Gleichgewicht gebracht: Selbst – Andere, Affekt – Kognition und Innen – Außen. | Konzentration darauf, das epistemische Vertrauen zu erhöhen und die epistemische Hypervigilanz zu verringern, indem Kliniker und Klinikerinnen die Welt so sehen, wie Patienten und Patientinnen sie sehen, und eine sinnvolle alternative Perspektive aufzeigen. |
| **ST** | Unterstützung des „gesunden Erwachsenen" von Patienten und Patientinnen bei der Erfüllung ihrer eigenen emotionalen Bedürfnisse durch einfühlsame Konfrontation, kognitive Verhaltenstherapie-Techniken und Erfahrungsarbeit (korrigierende emotionale Erfahrungen). | Aufbau des „gesunden Erwachsenen" der Patienten und Patientinnen zur Erfüllung ihrer eigenen emotionalen Bedürfnisse, während von therapeutischer Seite Wärme, Beruhigung und Akzeptanz geboten werden kann, um die Bedürfnisse zu erfüllen, die Patienten und Patientinnen nicht erfüllen können. Hilfestellung bei der Integration verschiedener Selbstzustände/Modi. | Therapeutische Kompensation des Fehlens eines „gesunden Erwachsenen" durch intensive Unterstützung und begrenzte Nachbeelterung. Konfrontation mit oder Einschränkung von Verhaltensweisen, die dysfunktional oder mit Selbstverletzungen verbunden sind. Hilfestellung bei der Integration von dissoziierten Modi durch Erfahrungsarbeit und therapeutische Unterstützung. |

Anmerkung: Dialektisch-Behaviorale Therapie (DBT), Mentalisierungsbasierte Therapie (MBT) und Schematherapie (ST).

Inanspruchnahme einer Behandlung führt, können praktisch alle psychotherapeutischen Modelle bis zu einem gewissen Grad als auf diesen Bereich ausgerichtet interpretiert werden (Widiger & Trull, 1992). Beispielsweise zielt die Dialektisch-Behaviorale Therapie (DBT) auf die emotionale Dysregulation ab (Linehan & Dexter-Mazza, 2008), die Akzeptanz und Commitment-Therapie (ACT) konzentriert sich auf die Akzeptanz negativer Affekte (Hayes, 2004) und die Mentalisierungsbasierte Therapie (MBT) hat zum Ziel, die Emotionsregulation durch verbesserte Mentalisierungsfähigkeiten zu verbessern (Bateman & Fonagy, 2016).

Es gibt Hinweise darauf, dass der Merkmalsbereich der Negativen Affektivität einen erheblichen Einfluss auf die Persönlichkeitsstörungen und die damit verbundenen Probleme hat, die in der allgemeinen klinischen Praxis auftreten. Daher kann die Negative Affektivität an sich als ein einheitlicher Merkmalsbereich betrachtet werden, der auch die Tendenz zu Angst und Depression widerspiegelt, die bei vielen psychiatrischen Patienten und Patientinnen zu beobachten ist. Aus klinischer Sicht muss die Negative Affektivität jedoch mit anderen relevanten Merkmalsbereichen kombiniert werden, um nützliche Informationen zu liefern; metaphorisch gesprochen: Die Negative Affektivität kann mit dem Alkohol verglichen werden, der als Basiszutat für viele verschiedene Cocktails dient. Die ICD-11 hebt beispielsweise hervor, dass sie in Kombination mit Distanziertheit dazu führen kann, dass sich Schuldzuweisungen und Negativität auf die Person selbst richten, während sie in Kombination mit Dissozialität auf andere gerichtete Negativität und Schuldzuweisungen mit sich bringen kann. Darüber hinaus erkennt die ICD-11 an, dass Personen mit ausgeprägter Negativer Affektivität je nach Kontext und den individuellen Dynamiken ein geringes Selbstwertgefühl aufweisen können, was sich auf verschiedene Weise äußern kann: a) Vermeidung von Situationen, die als zu schwierig erachtet werden, b) Abhängigkeit von Ratschlägen, Anleitung und Hilfe anderer, c) Neid auf die Fähigkeiten und den Erfolg anderer und d) Suizidgedanken aufgrund der Überzeugung, nutzlos zu sein. Alle vier Varianten können auch zeit- und situationsübergreifend auf ein und dieselbe Person zutreffen, je nach Kontext, Komplexität und Schweregrad der Persönlichkeitsstörung.

Die Schlüsselbotschaft hier ist, dass die oben genannten Muster unterschiedliche situative Ausprägungen der Negativen Affektivität beschreiben, die auf unterschiedliche Implikationen für die Behandlung hinweisen. Insgesamt kann die Negative Affektivität selbst als transdiagnostische Merkmalsdomäne verstanden werden, die für alle emotionalen Störungen gilt und die in Kombination mit anderen Domänen oder Faktoren klinisch nützliche Informationen liefern kann. Um diese Dynamik der Merkmalsbereiche und des Schweregrads weiter aufzudecken, scheint es sinnvoll, die feineren Facetten der Negativen Affektivität zu untersuchen und zu beschreiben. Dementsprechend wurden Skalen auf Facettenebene entwickelt, um z.B. emotionale Labilität, negativistische Einstellungen, geringes Selbstwertgefühl und Misstrauen abzubilden.

Im Zusammenhang mit der allgemeinen Behandlungsprognose und -planung wird ein sehr hohes oder niedriges Niveau der Negativen Affektivität in der Regel als etwas angesehen, das Kliniker und Klinikerinnen berücksichtigen sollten. In vielen Fällen schränkt ein hohes Maß an Negativer Affektivität die Möglichkeiten ein, das Ausmaß der Störung selbst zu verändern. Das bedeutet nicht, dass die Behandlung nicht erfolgversprechend ist, sondern lediglich, dass sie in erster Linie darauf abzielen sollte, z.B. die Art und Weise, wie die Störung zum Ausdruck kommt, zu verändern oder weiterem Symptom- und Leidensdruck vorzubeugen. Umgekehrt kann ein sehr niedriges Niveau an Negativer Affektivität in manchen Fällen auch problematisch sein, da es dann für Kliniker und Klinikerinnen schwierig sein kann, festzustellen, ob dies Ausdruck einer psychologischen Abwehrhaltung oder eines echten Mangels an emotionaler Verletzlichkeit ist (Bach, 2020; Bagby et al., 2016).

### Klinische Überlegungen zu Distanziertheit

Dieser Merkmalsbereich entspricht dem Gegenteil von Extrovertiertheit im klassischen Fünf-Faktoren-Modell. Personen mit einer Ausprägung dieses Bereichs werden in der Regel als „Einzelgänger", schüchtern und intimitätsvermeidend beschrieben. Für Menschen mit ausgeprägter Distanziertheit ist es ungewöhnlich, dass sie sich aus eigener Initiative in Behandlung begeben, aber sie haben vielleicht das Gefühl, etwas Entscheidendes im Leben zu verpassen. Manchmal drängen besorgte Freunde, Freundinnen oder Verwandte auf den Beginn einer Behandlung. Wichtig ist, realistische Erwartungen hinsichtlich möglicher Veränderungen zu haben; es gilt, Patienten und Patientinnen zu verstehen und ihnen vor allem zu helfen, sich selbst zu verstehen und wertzuschätzen (Fischer & Finn, 2008).

Eine Herausforderung bei solchen Patienten und Patientinnen besteht darin, dass Kliniker und Klinikerinnen sich in der Regel gerne selbst geschätzt fühlen und im Verlauf der Behandlung ein Gefühl des Fortschritts und der persönlichen Kompetenz erleben. Diese positive Affektivität ist zumeist an der Mimik abzulesen. Patienten und Patientinnen, die einen distanzierten Persönlichkeitsstil haben, können dazu neigen, das „narzisstische" Bedürfnis des Klinikers oder der Klinikerin nach Wertschätzung und Anerkennung zu frustrieren. Selbst aufschlussreiche und psychologisch scharfsinnige Beobachtungen der Kliniker und Klinikerinnen können bei Patienten und Patientinnen keine Anzeichen von Begeisterung oder Interesse hervorrufen, und es besteht die reale Gefahr, dass das Engagement des Klinikers oder der Klinikerin allmählich nachlässt. Im schlimmsten Fall kann diese Art von therapeutischem Narzissmus dazu führen, dass Kliniker und Klinikerinnen Ungeduld und Frustration gegenüber schwierigen Patienten bzw. Patientinnen zeigen, welche die positiven Aspekte der Therapie ggf. nicht zu schätzen wissen. In solchen Fällen ist es wichtig, sich bewusst zu machen, dass Patienten und Patientinnen keine positive Rückkopplungsmaschine sind.

Eine gute und gesunde Allianz beginnt mit der Entscheidung von therapeutischer Seite, Patienten und Patientinnen nicht zur Erfüllung eigener narzisstischer Bedürfnisse zu benutzen. Darüber hinaus müssen Therapierende auch verstehen, dass das niedrige Niveau der positiven Affektivität nicht bedeutet, dass der Patient oder die Patientin affektverflacht ist, Gefühle unterdrückt oder eine intellektuell leere Existenz führt (Harkness & McNulty, 2006). Manchmal kann es hilfreich sein, eher das Umfeld von Patienten und Patientinnen zu verändern, indem man zum Beispiel hilft, eine Nische zu finden (Tyrer, 2002). Eine leicht- oder mittelgradige Distanziertheit ist häufig bei Menschen zu beobachten, die mit einem geringen Selbstwertgefühl zu kämpfen haben und sich deshalb verbal und nonverbal zurückhalten, wenn sie mit anderen Menschen zusammen sind. Im Laufe der Zeit kann dies schwerwiegende persönliche und psychosoziale Folgen haben. In vielerlei Hinsicht ist es naheliegend, dass Menschen mit dieser Art von Persönlichkeitsstörung durch Einzel- und/oder Gruppentherapie viel lernen können, aber es ist wichtig, dass die Behandlung an Probleme angepasst ist, die mit mangelnder Initiierung und Einschränkungen in der nonverbalen Kommunikation einhergehen (Nørgaard & Simonsen, 2019).

### Klinische Überlegungen zu Dissozialität

In vielerlei Hinsicht entspricht dieser Merkmalsbereich dem Gegenteil von Altruismus oder Freundlichkeit im klassischen Fünf-Faktoren-Modell. Personen mit ausgeprägter Dissozialität neigen dazu, die Bemühungen von therapeutischer Seite, ein Bündnis und eine Zusammenarbeit herzustellen, zu vereiteln. Sie können unzuverlässig sein und sehen oft in anderen Menschen die Ursache für ihre Probleme. In einigen Fällen werden solche Personen über das Rechtssystem zur Behandlung überwiesen. Es wurde vorgeschlagen, dass Kliniker und Klinikerinnen, die eine Behandlung von Patienten und Patientinnen mit vorherrschender Dissozialität in Erwägung ziehen, über ihre eigene Art und Weise nachdenken sollten, wie sie unangenehmen Verhaltensweisen begegnen können, ohne sie moralisch zu verurteilen oder durch sie in die Defensive zu geraten (Harkness & McNulty, 2006). Therapeuten und Therapeutinnen sollten es vermeiden, sich auf Machtkämpfe einzulassen oder defensiv zu reagieren, wenn sie durch die Versuche von Patienten und Patientinnen, die Kontrolle zu übernehmen, herausgefordert werden. Ein gewisses Maß an Einsicht in und Sensibilität für die Weltanschauung der Patienten und Patientinnen kann von Vorteil sein.

Die Behandlungsziele im Zusammenhang mit Dissozialität sollten bescheiden und realistisch sein. Trotz des Widerstands und der Schwierigkeiten beim Aufbau einer authentischen Allianz deuten Forschungsergebnisse darauf hin, dass eine Behandlung wirksam ist (Bernstein et al., 2021). Eine Option könnte darin bestehen, mit Patienten daran zu arbeiten und herauszufinden, ob sich das dissoziale Verhalten lohnt, d.h., ob es für den Patienten oder die Patientin mit Nachteilen verbunden ist. Auf diese Weise werden die egozentrischen Aspekte dieses Merkmalsbereichs zweckrational angesprochen, was dabei helfen kann, das richtige Maß an Motivation bei Patienten herzustellen – denn kein Kliniker und keine Klinikerin kann Wunder vollbringen.

### Klinische Überlegungen zu Enthemmung

Dieser Merkmalsbereich entspricht im Wesentlichen dem Gegenteil der Gewissenhaftigkeit im klassischen Fünf-Faktoren-Modell. Viele der mit Gewissenhaftigkeit assoziierten Ressourcen fehlen also bei Patienten und Patientinnen mit diesem Merkmalsbereich, was sich unter anderem in Impulsivität, Risikobereitschaft, mangelnder Ausdauer und Verantwortungslosigkeit äußert. Patienten und Patientinnen mit ausgeprägter Enthemmung begeben sich häufig auf Wunsch besorgter Familienmitglieder oder Freunde und Freundinnen in Behandlung. Das generelle Bestreben in der Behandlung besteht darin, den Patienten und Patientinnen zu helfen, so konstruktiv wie möglich mit einem enthemmten Persönlichkeitsstil zu leben – und nicht darin, die Persönlichkeit in eine gehemmte, überkontrollierte oder anankastische Version zu verwandeln (Harkness & McNulty, 2006).

Es wurde vorgeschlagen, dass Enthemmung in klinischen Kontexten mit einer Aufmerksamkeitsdefizit-Hyperaktivitätsstörung gleichgesetzt werden könne, was mit Forschungsergebnissen übereinstimmt, die nahelegen, dass Facetten der Enthemmung, insbesondere Ablenkbarkeit und Impulsivität, in hohem Maße mit ADHS zusammenhängen (Sellbom et al., 2018; Smith & Samuel, 2017). Die Behandlung besteht in der Regel darin, den Patienten und Patientinnen zu helfen, sicherere und gesündere Aktivitäten zu finden, die sein oder ihr Bedürfnis nach Sensation und Stimulation befriedigen.

### Klinische Überlegungen zu Anankasmus

Dieser Bereich wird mit einer pathologisch hohen Gewissenhaftigkeit (im Fünf-Faktoren-Modell) assoziiert, die mit Perfektionismus, emotionaler und verhaltensbezogener Einengung, der rigiden Einhaltung von Regeln und Erfüllung von

Verpflichtungen sowie mit Ordnungsliebe einhergeht. Auch hier ist es unwahrscheinlich, dass Patienten und Patientinnen mit Anankasmus eine Behandlung in Anspruch nehmen, da sie in erster Linie die Welt und andere Menschen als Quelle von Unordnung, Disziplinlosigkeit und moralischem Verfall sehen. Ein naheliegendes Behandlungsziel in Fällen, in denen Kliniker und Klinikerinnen auf Anankasmus stoßen, wäre es, Patienten und Patientinnen zu helfen, adaptivere Ausdrucksformen ihrer charakteristischen Eigenschaften zu finden, ohne zu erwarten, dass sich diese grundlegend ändern (Lynch et al., 2015). Personen mit vorherrschendem Anankasmus profitieren in der Regel am meisten von der Arbeit mit spezifischen Zielen und aktiven Therapeuten oder Therapeutinnen, die Orientierung, Anleitung und fundierten Rat bieten. Es kann hilfreich sein, wenn jene pünktlich sind und sich konsequent auf einen strukturierten Plan beziehen (Bach, 2020). Es kann sinnvoll sein, den Fokus auf (Selbst-)Mitgefühl zu legen, um Selbstkritik und strenge Anforderungen allmählich durch mehr Selbstfürsorge und Akzeptanz zu ersetzen.

## 6.3 Klinische Interpretation der kombinierten Merkmalsdomänen

Bisher haben wir uns auf einzelne Merkmalsbereiche konzentriert, was eine etwas vereinfachende und konstruierte Sichtweise ist. In der klinischen Praxis ist es am sinnvollsten, Menschen durch mehr als ein herausragendes Merkmal zu beschreiben; eine Kombination von Merkmalen ist aussagekräftiger als ein einziges. Dies gilt insbesondere für Patienten und Patientinnen mit mittel- bis schwergradigen Persönlichkeitsstörungen, da die Komplexität in der Regel mit dem Schweregrad der Störung zunimmt. Für diese Patientengruppe ist daher eine detailliertere Beschreibung ihrer Persönlichkeitsmerkmale angebracht.

Nehmen wir zum Beispiel zwei Patienten bzw. Patientinnen, bei denen die Negative Affektivität die vorherrschende Eigenschaft ist. Der eine ist zusätzlich durch den Merkmalsbereich Dissozialität, die andere zusätzlich durch den Merkmalsbereich Distanziertheit gekennzeichnet. Der erste Patient zeigt externalisierenden Ärger oder überkompensatorische Grandiosität im Zusammenhang mit dysregulierten Emotionen. Die zweite Patientin weist internalisierende Merkmale wie sozialen Rückzug, Depressivität und Angst auf. Es liegt auf der Hand, dass solche Kombinationseffekte und deren Interpretation erhebliche Auswirkungen auf Behandlungsplanung und -ziele haben.

### Negative Affektivität und Distanziertheit

Diese Kombination bedeutet im Wesentlichen, dass die Person mit größerer Wahrscheinlichkeit „verinnerlichte" negative Emotionen (z.B. Angst, Depressivität, Schuldgefühle, Minderwertigkeitsgefühle und Pessimismus) erlebt. Die Person gibt sich beispielsweise selbst die Schuld statt anderen.

Bei einer leichtgradigen Störung können Menschen mit dieser Kombination von den folgenden Ressourcen profitieren: Sie sind gut darin, potenzielle Probleme vorherzusehen und selbständig darauf zu reagieren. Sie nehmen auch die Meinung anderer Menschen wahr, ohne sie unbedingt beeinflussen oder dominieren zu müssen. Schließlich sind sie relativ selbstkritisch und wissen, was sie an sich selbst verbessern können.

Für Patienten und Patientinnen, auf die diese Merkmalskombination zutrifft, sollte die Behandlung im Wesentlichen dazu beitragen, dass sie ein weniger eingeschränktes und von Ängstlichkeit geprägtes Leben führen. Es gibt nur sehr wenige Dinge, die sie aufheitern können, während es viele Dinge gibt, die ihnen Angst und Leid bereiten. Vor allem in Stresssituationen neigen sie dazu, depressiv oder ängstlich zu werden und sich zurückziehen zu wollen. Selbst unter normalen Umständen empfinden sie das Leben als schwer und freudlos. Infolgedessen können sie leicht in Mutlosigkeit, Verzweiflung und Isolation verfallen. Sie verlieren ob möglicher Probleme schnell die Chancen aus dem Blick und unterdrücken oft ihre Frustrationen und ihren Ärger.

Diese Kombination tritt typischerweise bei Menschen auf, die traditionell als ängstlich-vermeidend beschrieben werden, d.h. bei Menschen, die sich in Beziehungen und sozialen Kontakten minderwertig, isoliert und gehemmt fühlen, weil sie fürchten, kritisiert oder abgelehnt zu werden.

In schwergradigen Fällen können Menschen mit dieser Kombination von Merkmalsbereichen verwirrende, widersprüchliche, unlogische und beunruhigende Gefühle und Wünsche erleben. Sie können sich verzweifelt nach Intimität sehnen (Negative Affektivität) und gleichzeitig das Bedürfnis haben, sich von anderen zu distanzieren (Distanziertheit). Sie können sowohl emotionale Intensität (Negative Affektivität) als auch emotionale Leere, Affektarmut oder Anhedonie (Distanziertheit) erleben. Die Kombination von solch widersprüchlichen Merkmalsbereiche kann auch Ausdruck von unzureichend integrierten inneren Repräsentanzen von sich selbst und anderen sein, was sich häufig in einer schwergradigen oder extremen Beeinträchtigung der Persönlichkeitsfunktion zeigt.

### Negative Affektivität und Dissozialität

Diese Kombination deutet auf eine Neigung hin, negative Emotionen (z.B. Wut, Verachtung, Feindseligkeit) zu externalisieren. Menschen mit dieser Merkmalskombination neigen dazu, anderen anstatt sich selbst die Schuld zu geben, was auch dazu führen kann, dass sie Groll hegen und Schwierigkeiten haben, anderen zu verzeihen. Wenn sie ein geringes Selbstwertgefühl haben, äußert sich dies typischerweise in Neid auf die Fähigkeiten und den Erfolg anderer Menschen.

Bei einer leichtgradigen Störung können Menschen mit dieser Merkmalskombination die folgenden Ressourcen nutzen: Sie sind in der Lage, auf Auslöser oder Situationen zu reagieren, die sie belasten. Sie äußern ihre Gefühle oft sehr direkt, ohne durch emotionale Hemmungen blockiert zu sein. Und sie unterdrücken typischerweise ihren Ärger nicht, sondern erlauben sich, ihn zu äußern.

Menschen mit dieser Merkmalskombination können davon profitieren, wenn sie daran arbeiten, sich weniger über kleine Ärgernisse zu ärgern und nicht so lange Zeit an ihrem Groll und ihrer Verbitterung festzuhalten. Typischerweise sind sie stark mit sich selbst beschäftigt und leicht kränkbar, übersehen dabei oft die Auswirkungen ihrer Wut auf andere. Manchmal greifen sie zu körperlicher oder verbaler Gewalt, ein anderes Mal sind sie verführerisch und schmeichelnd, um die Anerkennung anderer zu gewinnen.

In schwergradigen Fällen können Personen mit dieser Kombination eine instabile und fragile Selbsteinschätzung haben, die sowohl Selbsthass (Negative Affektivität) als auch ein übersteigertes Selbstwertgefühl (Dissozialität) beinhaltet, manchmal sind Minderwertigkeit und Selbstüberschätzung auf desintegrierte Weise gleichzeitig präsent oder die Person schwankt zwischen diesen Polen. Im Extremfall können sie ihren inneren Schmerz auf gewalttätige Weise zum Ausdruck bringen und anderen Schaden zufügen.

### Negative Affektivität und Enthemmung

Menschen mit dieser Merkmalskombination sind ihren Impulsen oft auf negative Weise ausgeliefert. Sie empfinden es als belastend oder herausfordernd, einem Drang oder Verlangen zu widerstehen, und es mangelt ihnen oft an Selbstbeherrschung und Impulskontrolle, ihr Verlangen im Zaum zu halten. Infolgedessen handeln sie möglicherweise auf eine Art und Weise, von der sie wissen, dass sie nicht in ihrem eigenen Interesse ist, und für die sie sich schämen. Sie suchen beispielsweise nach kurzfristigen Vergnügungen und Befriedigung (z. B. Sex, Drogen, übermäßiges Essen und Glücksspiel), um negative Gefühle zu regulieren oder zu betäuben.

Bei einer leichtgradigen Störung können Menschen mit dieser Kombination davon profitieren, dass sie auf ihre Gefühle reagieren und spontan etwas an ihrer Situation ändern können (z. B. joggen gehen, anstatt nur auf der Couch zu sitzen und sich miserabel zu fühlen, oder spontan einen Freund einladen).

Bei schwergradigen Störungen kann sich diese Merkmalskombination in selbstverletzendem oder unvorsichtigem und potenziell gefährlichem Verhalten gegenüber anderen äußern. Es besteht die Gefahr von Drogenmissbrauch, Essstörungen wie Bulimie, Essanfällen und Selbstverletzungen – überspitzt gesagt alles destruktive Alternativen zu einem spontanen Lauf im Park.

**Negative Affektivität und Anankasmus**

Diese Merkmalskombination beschreibt neurotische, rigide, perfektionistische, hart arbeitende, unentschlossene und zweiflerische Personen, die hohe Ansprüche an sich selbst stellen. Das Muster kann anankastische Versuche beinhalten, schwierige Emotionen unter restriktiver Kontrolle zu halten, kombiniert mit Gefühlen der Unzulänglichkeit, Selbstkritik und Scham aufgrund eines unverhältnismäßigen Schuldgefühls.

Meistens geht diese Kombination mit der Neigung und dem starken Bedürfnis einher, die eigenen Gefühle und Handlungen zu kontrollieren, was zu emotionalen Spannungen führt. Solche Menschen haben typischerweise hohe Ansprüche und einen perfektionistischen Drang, der es ihnen nicht erlaubt, beim kleinsten Detail zu versagen. Dieses Muster wird häufig durch ein geringes Selbstwertgefühl und das Bedürfnis, von anderen anerkannt zu werden, genährt. Da ihre Ziele entweder unerreichbar oder unrealistisch sind, neigen sie zu Selbstkritik, starken Schuld- und Schamgefühlen sowie einer Burnout-Symptomatik. In vielen Fällen werden ihre Lebenszufriedenheit und ihr Wohlbefinden durch einen Mangel an Authentizität beeinträchtigt.

Einerseits kann diese Kombination den neurotischen Perfektionisten kennzeichnen, für den Perfektionismus ein Mittel ist, um sich angemessen befähigt, sicher und weniger verletzlich zu fühlen. Andererseits können Perfektionismus und Ordnungsliebe Menschen mit diesem Persönlichkeitsstil in einer Weise stressen und verletzlich machen, dass sich das Muster in einem Teufelskreis fortsetzt.

Bei einer leichtgradigen Störung können Personen mit dieser Merkmalskombination in der Lage sein, Ressourcen zu nutzen, wie die Fähigkeit, ihre Emotionen und damit verbundene Impulse zu regulieren, um ein höheres Ziel zu erreichen. Bei schwergradigen Störungen können Personen mit dieser Kombination zu Burnout-Symptomatik, wiederkehrenden und schwergradigen depressiven Episoden und einem erhöhten Suizidrisiko neigen (Brezo et al., 2006).

**Distanziertheit und Enthemmung**

Diese Kombination von Merkmalsbereichen kann bedeuten, dass die Person lethargisch, unkonzentriert, unmotiviert und ohne Ziel und Plan im Leben ist. Dies ist eine sehr seltene und paradoxe Kombination, denn sie umfasst Impulsivität und

Risikobereitschaft in Kombination mit emotionaler Distanziertheit, Gefühlskälte und sozialem Rückzug. Es kann sich um eine Distanziertheit in Bezug auf Ablenkungen und Aufgaben handeln, die oft mit sozialen Beziehungen verbunden sind. Menschen mit dieser Merkmalskombination haben möglicherweise auch Schwierigkeiten, Pläne zu schmieden und zu verfolgen, einschließlich sozialer Aktivitäten, was ihren Status als Einzelgänger oder Eigenbrötler noch verstärkt. Insgesamt können Impulskontrollprobleme zu Niederlagen und Schamgefühlen führen, die letztlich Distanziertheit und Isolation aufrechterhalten und verstärken. Personen mit diesem Muster können daher „einsame Wölfe" sein, die andere Menschen meist nur als störend empfinden, keine Initiative ergreifen, sozialen Verpflichtungen oder Rollenanforderungen nicht nachkommen oder sich nicht für das Wohlergehen anderer verantwortlich fühlen wollen. Sie können leicht Verabredungen vergessen und sind lethargisch in ihren seltenen Versuchen, soziale Beziehungen zu pflegen. Außerdem können sie sich in sozialen Situationen so gestört und gleichgültig fühlen, dass sie es vorziehen, zwischenmenschliche Kontakte zu vermeiden. Ihre Genussfähigkeit kann erheblich eingeschränkt sein. Zuweilen sind sie emotional flach, stumm oder verschlossen und kümmern sich nicht um Risiken, die für sie selbst oder andere eine Gefahr darstellen können.

Bei schwergradigen Störungen sollten sich Kliniker und Klinikerinnen darüber im Klaren sein, dass diese Kombination auf frühe Anzeichen einer Schizophrenie in Form von kognitiven Störungen, Antriebsschwäche und Ablenkbarkeit zusammen mit sozialer Isolation, Rückzug und Anhedonie (allesamt als Negativsymptome bekannt) hinweisen kann. Dies ist insbesondere zu erwägen, wenn die Realitätsprüfung als Aspekt der kognitiven Manifestationen in hohem Maße beeinträchtigt ist. In anderen Fällen kann dieses Muster auch für Personen mit Aufmerksamkeitsdefiziten (geistig abwesend und tagträumend) charakteristisch sein, die oft dazu neigen, sich von der Außenwelt zurückzuziehen oder „abzuschalten".

### Dissozialität und Distanziertheit

Diese Kombination von Merkmalsbereichen kann sowohl „Gefühllosigkeit" aufgrund von emotionalem Rückzug als auch emotionale Kälte aufgrund eines Mangels an Empathie beinhalten. Bei leicht- bis mittelgradigen Persönlichkeitsstörungen kann diese Kombination für einen Einzelgänger charakteristisch sein. Solche Menschen sind gleichgültig gegenüber der Meinung und dem Wohlergehen anderer Menschen und können jeden als potenziellen Feind betrachten. Sie schlagen selten Wurzeln oder gehen enge Bindungen ein und können leicht von einem Ort zum anderen ziehen. Wenn sie handeln, dann meist kaltblütig und ohne Emotionen. Ihr zurückgezogener und unsozialer Persönlichkeitsstil kann jedoch bei ihren Mitmenschen Leid verursachen. Diese Menschen sind oft verschlagen, distanziert und ziehen sich zurück, während ihre Angehörigen (sofern sie welche haben) sich emotional ausgebeutet und verletzt fühlen können, ohne die Aussicht auf Wiedergutmachung oder Trost.

Menschen mit dieser Merkmalskombination bevorzugen in der Regel Respekt gegenüber Freundschaft und Nähe. Sie neigen dazu, ihre Privatsphäre zu schätzen. Wenn man mit ihnen interagiert, sollte man ihnen daher den nötigen Freiraum lassen.

Bei einer leichtgradigen Störung können Personen mit dieser Kombination möglicherweise Ressourcen nutzen – wie die Fähigkeit, zu konkurrieren und sich auf ein Ziel zu konzentrieren, während sie potenzielle Hindernisse, einschließlich ihrer eigenen emotionalen Ablenkbarkeit, ausschalten. Bei schwergradigen Störungen können solche Personen zwischenmenschliche Beziehungen als bloßes Mittel zum Zweck der persönlichen Bereicherung betrachten, wobei derartige Beziehungen meist einseitig sind. Außerdem sind sie möglicherweise nicht in der Lage, Erfahrungen, Perspektiven und Motivationen anderer Menschen zu respektieren. Wenn diese Kombination außerdem mit einem ausgeprägten Fehlen von Negativer Affektivität einhergeht (was sich in Stressimmunität und Furchtlosigkeit zeigt), kann eine Form von Psychopathie vorliegen (Anderson et al., 2014).

### Dissozialität und Enthemmung

Diese Merkmalskombination kann sowohl Gleichgültigkeit gegenüber anderen Menschen (aufgrund von Zynismus und mangelndem Einfühlungsvermögen) als auch die Missachtung der Sicherheit anderer (z. B. Risikoverhalten) beschreiben. Personen mit diesen Merkmalen sind mehr auf die Befriedigung eigener Bedürfnisse als auf das Wohl anderer bedacht. Sie sind risikofreudig, spontan und nehmen keine Rücksicht auf andere Menschen – sie sind ihnen im Grunde gleichgültig. Sie neigen auch zu Willensschwäche und zu dysfunktionalen Verhaltensweisen (z. B. Drogen, Glücksspiel, Impulskäufe, Sexualisierung), die sie nur schwer unterbinden können. Solche Menschen langweilen sich leicht, zögern, suchen nach stimulierenden Reizen, verhalten sich impulsiv und verantwortungslos und leben einen parasitären Lebensstil ohne Planung, während sie die Geduld, das Vertrauen und die Fähigkeit anderer Menschen, ein Heim und einen Arbeitsplatz zu erhalten, opportunistisch zu ihrem eigenen Vorteil ausnutzen, bis sich etwas Besseres ergibt. Wird diese Kombination noch um Negative Affektivität ergänzt, kommt es häufig zu unvorhersehbaren, explosiven und unberechenbaren Aggressionen.

### Dissozialität und Anankasmus

Diese Kombination von Merkmalsbereichen kennzeichnet Menschen, die in erster Linie auf ihre eigenen Bedürfnisse bedacht sind, effektiv ihre eigenen Ziele verfolgen und für ihre eigenen Interessen kämpfen. Sie sind besserwisserisch, rücksichtslos, pedantisch und kompromisslos. Sie werden von anderen oft als Narzissten oder Kontrollfreaks wahrgenommen, die unangemessen hohe Ansprüche stellen. Sie können in der Politik, der Verwaltung oder der Wirtschaft aufgrund ihrer entschlossenen Beharrlichkeit erfolgreich sein. Das Muster kann auch eine pedantische Form des Anankasmus beschreiben, die Menschen mit Machtbefugnissen in Organisationen und Vorständen kennzeichnet, die sich anderen gegenüber kleinlich und rachsüchtig verhalten. Solchen Personen gelingt es oft, ihre Dissozialität zu unterdrücken, zu sublimieren und ins Gegenteil zu kehren, um Fehler und Regelverstöße im öffentlichen Interesse aufzudecken und zu bestrafen, z. B. in ansonsten vertrauenswürdigen Rollen als Vorgesetzte, Polizisten und Richter, die ihr eigenes Bedürfnis nach Macht und Kontrolle befriedigen, anstatt der Gemeinschaft bestmöglich zu dienen. Menschen mit dieser Kombination von Eigenschaften können schließlich so stolz auf ihre eigene Perfektion und effiziente Arbeitsweise sein, dass sie sich den meisten anderen Menschen überlegen fühlen.

### Anankasmus und Distanziertheit

Es handelt sich um eine allgegenwärtige Einschränkung oder „Rigidität", die sich sowohl im zwischenmenschlichen als auch im emotionalen Bereich manifestiert. Personen, die durch diese Kombination von Merkmalsbereichen charakterisiert sind, sind daher zurückhaltend oder „geizig" im emotionalem Ausdruck oder in sozialen Kontakten, weil sie versuchen, sich vor dem Verlust ihres Selbstwertgefühls oder vor dem unerwünschten Eindringen anderer in ihren psychischen Raum zu schützen. Sie können manchmal puritanische und sparsame Typen sein, die dogmatisch versuchen, ihre eigenen unerwünschten Impulse und Phantasien zu kontrollieren und ihnen entgegenzuwirken. Das Muster kann auch bedeuten, dass sie übermäßig zielorientiert sind, viel Wert auf Leistung und Perfektion legen und dabei zwischenmenschliche Beziehungen, Vergnügen und Freuden vernachlässigen oder für unnötig erachten. Diese Personen sind möglicherweise so sehr auf die anstehende Aufgabe und deren perfekte Ausführung konzentriert, dass sie andere nur dann um Hilfe bitten, wenn es absolut notwendig ist, und in diesem Fall muss die Hilfe auf eine ganz bestimmte Art und Weise geleistet werden. Darüber hinaus betrachten sie Emotionen typischerweise als irrationale Artefakte, die im Leben keinen wirklichen Zweck erfüllen. Bei schwergradigen Persönlichkeitsstörungen kann man sagen, dass die Angst, andere an sich heranzulassen, eher auf paranoidem Misstrauen als auf Selbstzweifeln beruht.

Bei einer leichtgradigen Störung können Menschen mit dieser Merkmalskombination oft eine gute methodische und zielgerichtete Arbeitsweise haben, sich auf die anstehende Aufgabe konzentrieren und in einem gleichmäßigen Tempo arbeiten, bis sie fertig ist. Sie lassen sich nicht hetzen, aber man kann sich darauf verlassen, dass sie ihre Aufgaben erledigen. Sie sind also gut darin, organisiert zu bleiben und die Dinge sorgfältig und korrekt zu erledigen, obwohl (oder gerade weil) sie nicht auf die Hilfe oder Gesellschaft anderer angewiesen sind. Solche Eigenschaften können z. B. dort von Vorteil sein, wo ein hohes Maß an Sicherheit, Perfektion, Zuverlässigkeit und Selbstständigkeit erforderlich ist (z. B. Kriminalbeamte, Flugzeugmechaniker). Bei schwergradigen Persönlichkeitsstörungen können solche Personen so restriktiv und verschlossen sein, dass sie Authentizität, Lebenszufriedenheit und die Möglichkeit jeglicher Form von Zusammenarbeit untergraben und ersticken.

### Anankasmus und Enthemmung

Diese Kombination von Merkmalsbereichen mag paradox erscheinen, da Anankasmus gemeinhin als Gegenpol zur Enthemmung angesehen wird, bzw. werden die beiden störungsspezifischen Merkmalsbereiche als die Endpunkte eines Kontinuums verstanden. Die Forschung legt jedoch nahe, dass Anankasmus mehr ist als nur eine extrem hohe Gewissenhaftigkeit oder eine extrem niedrige Enthemmung (Bach, Kerber et al., 2020; Saulsman & Page, 2004). Personen mit einem niedrigen Grad an Enthemmung verfügen möglicherweise über genügend Flexibilität und Selbstkontrolle, um ihre Aufmerksamkeit auf die anstehende Aufgabe zu lenken, während Personen mit einem hohen Grad an Anankasmus möglicherweise in einer Weise nach Perfektion und Ordnung streben, die ihre Fähigkeit, die anstehende Aufgabe zu bewältigen, tatsächlich beeinträchtigt und Stress, Unordnung und chaotisches Denken erzeugt. Zum Beispiel kann die übermäßige Konzentration auf Details, Produktivität, Ordnung und das ständige „Überprüfen“ von allem (Anankasmus) auch zu Ablenkbarkeit (Enthemmung) führen. Darüber hinaus kann Anankasmus in Form von Arbeitssucht natürlich mit Enthemmung in Form von Verantwortungslosigkeit in anderen Lebensbereichen, z. B. bei familiären Verpflichtungen, verbunden sein. Aus klinischer Sicht ist es daher nicht überraschend, dass Menschen mit Problemen im Zusammenhang mit Anankasmus auch durch bestimmte Merkmale der Enthemmung belastet sein können.

Eine weitere Dynamik kann darin bestehen, dass Enthemmung manchmal für Personen mit Aufmerksamkeitsdefizit- und Hyperaktivitätsstörung (ADHS) charakteristisch ist (Smith & Samuel, 2017). Diese Personen haben möglicherweise dauerhafte anankastische oder zwanghafte Muster entwickelt, um das Chaos zu kompensieren, das für Enthemmung oft charakteristisch ist. Darüber hinaus kann sich anankastische Rigidität und Beharrlichkeit bei Personen mit ADHS manchmal in Form von Sturheit und „Hyperfokus" manifestieren, wenn beispielsweise die Fähigkeit, sich von einer Aufgabe zu lösen und zu einer anderen zu wechseln, beeinträchtigt ist (Barkley, 2018). In ähnlicher Weise können sowohl ADHS als auch Anankasmus durch Schwierigkeiten bei der Entscheidungsfindung gekennzeichnet sein.

Bei schwergradigen Persönlichkeitsstörungen kann diese Kombination von Merkmalen darauf hindeuten, dass die Person durch widersprüchliche und inkonsistente innere Anforderungen zerrissen ist. In manchen Situationen oder unter bestimmten Bedingungen können solche Personen unangemessen hohe und restriktive persönliche Ansprüche oder Normen (Anankasmus) haben, während sie zu anderen Zeiten oder in anderen Zuständen unverantwortlich niedrige und unvorsichtige persönliche Normen haben können (Enthemmung).

**Die Elendstriade: Negative Affektivität, Enthemmung und Distanziertheit**
Kliniker und Klinikerinnen müssen dieser Kombination besondere Aufmerksamkeit schenken, da sie auf ein allgemeines Leiden hinweist, das das Wohlbefinden der Person, die Prognose und den Verlauf der Behandlung erheblich beeinträchtigt. Der vorherrschende Grad an Negativer Affektivität bedeutet, dass sich die Person ängstlich, deprimiert und wertlos fühlt. Distanziertheit führt dazu, dass die Person ihre Erfahrungen mit niemandem teilt und keine Hilfe sucht, um die Symptomatik zu lindern. Aufgrund der Enthemmung ist die Person nicht in der Lage, etwas Konstruktives gegen die Probleme oder die Störung zu unternehmen, z. B. ihr tägliches Leben zu organisieren und sich Ziele zu setzen, was vorteilhaft für sie wäre. Diese Trias von Merkmalsbereichen bildet eine Negativspirale, die sich verschlimmern kann, und aus der es äußerst schwierig ist, wieder herauszukommen. Wenn Patienten und Patientinnen bereits mit Selbsthass und Suizidgedanken infolge der Negativen Affektivität zu kämpfen haben, ist es besonders wichtig, sich bewusst zu machen, dass es für sie sehr schwer sein kann, sich von diesen Gedanken zu distanzieren. Darüber hinaus besteht möglicherweise ein erhöhtes Risiko der Selbstmedikation in Form von Substanzmissbrauch oder Versuchen, negative Gefühle durch Glücksspiel oder andere Süchte zu betäuben, was für diese Personen ebenfalls zu einer negativen Dynamik führen kann.

# Anhang

# Anhang A: Bewertung

Grundsätzlich sollte jeder Kliniker und jede Klinikerin in allen WHO-Mitgliedsländern in der Lage sein, eine Persönlichkeitsstörung anhand der klinischen Beschreibungen und diagnostischen Bedingungen der ICD-11 ohne zusätzliche Maßnahmen oder Instrumente zu diagnostizieren. Daher sollte es Klinikern und Klinikerinnen im Allgemeinen möglich sein, den Schweregrad einer Persönlichkeitsstörung anhand von klinischen Beobachtungen und anderen verfügbaren Informationen (z. B. Krankenakten und Informationen von Angehörigen) zu bestimmen. Standardisierte Instrumente können jedoch dazu beitragen, die Konsistenz und Genauigkeit der Diagnose zu gewährleisten (z. B. Zuverlässigkeit bzw. Reliabilität). Im Folgenden wird erläutert, welche Instrumente und Optionen derzeit zur Verfügung stehen.

**Bewertung des Schweregrads**

Im Rahmen einer dänisch-neuseeländischen Zusammenarbeit wurde die Skala *Personality Disorder Severity ICD-11* (PDS-ICD-11) entwickelt, mit der Störungen in Bezug auf Aspekte des Selbst und des zwischenmenschlichen Funktionierens, emotionale, kognitive und verhaltensbezogene Manifestationen sowie globale psychosoziale Beeinträchtigungen und Belastungen gemessen werden können (Bach et al., 2021).[15] Die PDS-ICD-11 besteht aus insgesamt 14 Items (Fragen), die

---

15 Die Skala (*Personality Disorder Severity-ICD-11*; PDS-ICD-11) wurde für die deutsche Sprache validiert (Zimmermann et al., 2023). Funktionsbeeinträchtigungen, die zur Schweregraddiagnose führen, können mit dem *Standardized Assessment of Severity of Personality Disorder* (SAS-PD) erfasst werden (eine deutsche Version liegt vor; Rek et al., 2020). Für die schwergradige Persönlichkeitsstörung gibt es allerdings keinen Schwellenwert (Olajide et al., 2018). Die Verwendung ist aufgrund von Schwierigkeiten hinsichtlich Reliabilität, Faktorenstruktur und Erfassung der selbstbezogenen Funktionen stark eingeschränkt (vgl. Rek et al., 2020). Ferner finden Instrumente im deutschsprachigen Raum Verwendung, die sich am alternativen DSM-5-Modell der Persönlichkeitsstörungen

von Patienten und Patientinnen anhand verschiedener Aussagen, die unterschiedlichen Schweregraden entsprechen, zu bewerten sind. Vor der Entwicklung der PDS-ICD-11 wurde der *Level of Personality Functioning Scale – Brief Form* (LPFS-BF) empfohlen, um den Schweregrad der Persönlichkeitsstörung nach ICD-11 zu messen (Prevolnik et al., 2021). Zusätzlich zu den im LPFS-BF beschriebenen grundlegenden Aspekten der Selbst- und zwischenmenschlichen Funktionsfähigkeit erfasst die PDS-ICD-11 auch die Realitätsprüfung (d. h. kognitive Manifestationen), die Schädigung von sich selbst und anderen (d. h. Verhaltensmanifestationen) und die globale psychosoziale Beeinträchtigung.

Bislang wurde die PDS-ICD-11-Skala in den USA, Neuseeland, Deutschland, Spanien und zuletzt in Dänemark evaluiert (Bach et al., 2021). Es gibt weitere Publikationen zur PDS-ICD-11 (Gutiérrez et al., 2022; Zimmermann et al., 2023), und mehrere internationale Studien sind derzeit im Gange. Insgesamt belegen die Forschungsergebnisse, dass die PDS-ICD-11 eine globale Dimension der Persönlichkeitsstörung misst. Darüber hinaus besteht eine beträchtliche Übereinstimmung zwischen der PDS-ICD-11 und anderen etablierten Messinstrumenten zur Erfassung der Persönlichkeitsfunktion, einschließlich des LPFS-BF, des Borderline-Symptom-Scores und eines globalen Persönlichkeitsstörungs-Scores auf der Grundlage der DSM-5-Kriterien.

Entscheidend ist, dass eine klinische Stichprobe aus Neuseeland ergab, dass die PDS-ICD-11-Skala zur Unterscheidung zwischen Patienten und Patientinnen mit und ohne diagnostizierte Persönlichkeitsstörung geeignet ist (Bach et al., 2021). Aus dänischen, deutschen und amerikanischen Daten geht hervor, dass ein Wert von etwa 16–17 auf eine ausgeprägte Störung hinweist. Genauer gesagt haben wir in einem größeren dänischen soziodemografisch geschichteten Datensatz Cut-off-Werte von 12, 16, 19 und 22 gefunden, die in Richtung einer leicht-, mit-

---

orientieren: Voraussichtlich Ende 2024 wird das *Strukturierte Klinische Interview für das DSM-5 – Alternatives Modell für Persönlichkeitsstörungen* erscheinen (SCID-5-AMPD; Hörz-Sagstetter et al., (im Druck)). Das Funktionsniveau der Persönlichkeit (als Kern der Persönlichkeitsstörungen) wird mittels Schwierigkeiten des Selbst (Selbstpathologie) und zwischenmenschlicher Beziehungen (interpersonale Pathologie) operationalisiert (Spitzer et al., 2021). Ein diagnostisches Selbstbeurteilungsverfahren, das zwölf Items erfasst, liefert die *Level of Personality Functioning Scale – Brief Form 2.0* (LPFS-BF; Weekers et al., 2018), welches von Spitzer et al. (2021) für die deutsche Sprache validiert worden ist. Ebenfalls an das alternative DSM-5-Modell der Persönlichkeitsstörungen angelehnt gibt es das das *Semistrukturierte Interview für die DSM-5 Persönlichkeitsfunktion* (STiP-5.1; Zettl et al., 2019). Auch gibt es erste, noch nicht final publizierte Ergebnisse für das *Persönlichkeitsinventar für DSM-5 und ICD-11 – Kurzform modifiziert* (PID5BF+M; Rek et al., 2021). Darüber hinaus gibt es eine deutsche Version des *Personality Inventory for ICD-11*, ein Fragebogen zur Erfassung der ICD-11 Persönlichkeitsdomänen, dessen Reliabilität und Validität überprüft worden sind, wenn auch weitere Untersuchungen hinsichtlich bspw. Faktorenstruktur und Normwerten ausstehen (Damovsky et al., 2022).

tel- oder schwergradigen bzw. extremen Störung interpretiert werden können. Tabelle A-1 gibt einen Überblick über die mit der PDS-ICD-11 aufgedeckten Themen in Bezug auf gesunde Persönlichkeitsfunktionen. Dänische Übersetzungen der beiden verschiedenen Formate der PDS-ICD-11-Skala sind auf der Website www.personlighed.dk zu finden.[16]

Gemeinsam mit einem lokalen Forschungsteam entwickelten Clark und Kollegen (2021) eine Reihe von vorläufigen Skalen, die den Definitionen des Schweregrads und der spezifischen Persönlichkeitsmerkmale in der ICD-11 entsprechen. Dieses Instrument enthält 65 Fragen, mit denen Aspekte des Selbst und der zwischenmenschlichen Funktionsweise erfasst werden sollen, darunter Identität, Selbstwertgefühl, Selbstwahrnehmung, Selbststeuerung und Beziehungen. Emotionale, kognitive und verhaltensbezogene Manifestationen sowie globale psychosoziale Beeinträchtigungen sind jedoch nicht in dem Instrument enthalten. Die Gesamtskala zum Schweregrad der Persönlichkeitsstörung hat bisher eine vielversprechende Validität gezeigt.

Zusätzlich zu den oben genannten Ansätzen gibt es noch eine Reihe anderer Anleitungen, die ursprünglich für das alternative Modell der Persönlichkeitsstörungen des DSM-5 entwickelt wurden. Bisher haben diese Instrumente zufriedenstellend funktioniert, um den Schweregrad entsprechend bestimmten Aspekten der ICD-11-Klassifikation von Persönlichkeitsstörungen angemessen zu schätzen. Zu den Instrumenten gehören zunächst Selbstauskunftsfragebogen wie *Self and Interpersonal Functioning Scale* (SIFS; Gamache et al., 2021), *Level of Personality Functioning Scale – Brief Form* (LPFS-BF; Bach & Hutsebaut, 2018; Weekers et al., 2019), *Level of Personality Functioning Scale – Self-Report* (LPFS-SR; Morey, 2017) und *Levels of Personality Functioning Questionnaire for Youth* (LoPF-Q12-18; Goth et al., 2018). Die Tatsache, dass sich diese Instrumente im Wesentlichen überschneiden, spricht dafür, dass sie dazu dienen können, den Großteil der Informationen zu beschreiben, die zur Bestimmung des Schweregrads einer Persönlichkeitsstörung nach ICD-11 benötigt werden (Zimmermann et al., 2020). Sie erfassen jedoch nicht alle ICD-11-Definitionen erschöpfend, wie z. B. gestörte Realitätsprüfung und Selbst- oder Fremdgefährdung bzw. -aggression.

Neben den oben genannten Selbstberichtsformaten gibt es die folgenden interviewbasierten Instrumente, von denen man sagen kann, dass sie die wichtigsten Informationen für die Klassifizierung des Schweregrads nach ICD-11 liefern: *Se-*

16 Zimmermann et al., 2023; Volkert & Weiland, 2024; Download der PDS-ICD-11-Skala auf Deutsch (Bach et al., 2020) unter: https://app-rsjdxp-cms-prod-001.azurewebsites.net/media/pwffdwr0/pds-icd-11-german.pdf

*mi-Structured Interview for DSM-5 Personality Functioning* (STiP 5.1; Hutsebaut et al., 2021) und *Structured Clinical Interview for DSM-5 Alternative Model of Personality Disorders* (SCID-AMPD; First et al., 2018). Schließlich gibt es auch eine von Klinikern und Klinikerinnen verwaltete Version der PDS-ICD-11-Skala, die auf der Grundlage eines klinischen Interviews oder auf der Grundlage einer ausreichenden Kenntnis des Patienten bzw. der Patientin beantwortet werden kann. Ein vollständiges strukturiertes diagnostisches Interview für die ICD-11-Persönlichkeitsstörung befindet sich derzeit in der Entwicklung.

**Bewertung von Persönlichkeitsmerkmalen- und mustern**

Wie bereits beschrieben, hilft die Spezifizierung von Merkmalsdomänen bei der Charakterisierung der individuellen Ausprägung der Persönlichkeitsstörung und ermöglicht den Klinikern und Klinikerinnen ein besseres Verständnis der Probleme, die die Störung verursachen und die bei der Behandlungsplanung berücksichtigt werden sollten. So macht es beispielsweise einen erheblichen Unterschied, ob ein Patient bzw. eine Patientin mit einer mittelgradigen Persönlichkeitsstörung durch ausgeprägte Negative Affektivität und Anankasmus (z.B. Angst und Perfektionismus) oder durch ausgeprägte Dissozialität und Enthemmung (z.B. mangelndes Einfühlungsvermögen und risikobereites Verhalten) gekennzeichnet ist. So können zwei Personen mit demselben Schweregrad aufgrund unterschiedlicher Kombination von Persönlichkeitsmerkmalen unterschiedliche therapeutische Maßnahmen benötigen. Bei der Bewertung sollten daher sowohl der Gesamtschweregrad der Persönlichkeitsstörung als auch die einzelnen Persönlichkeitsmerkmale berücksichtigt werden.

Zur Messung und Beschreibung von Persönlichkeitsmerkmalen in der ICD-11 wurden zum Zeitpunkt der dänischen Erstpublikation mindestens sechs verschiedene Instrumente entwickelt. Eine Übersicht über vier dieser Instrumente mit ihren Subskalen ist in Tabelle A-2 dargestellt. Das Instrument *Personality Inventory for ICD-11* (PiCD) besteht aus 60 Fragen (Oltmanns & Widiger, 2018), und ein entsprechendes *Informant-Personality Inventory for ICD-11* (IPiC) ist ebenfalls verfügbar (Bach, Christensen et al., 2020; Oltmanns & Widiger, 2021). Die Verwendung beider Instrumente wurde in einer Reihe von Studien unterstützt. Für Kliniker und Klinikerinnen oder Forscher und Forscherinnen, die eine schnelle Bewertung oder ein Screening benötigen, gibt es den *Personality Assessment Questionnaire for ICD-11 Personality traits* (PAQ-11), der aus nur 17 Fragen besteht (Kim et al., 2021; Sellbom et al., 2022). Das *Personality Inventory for DSM-5 and ICD-11 Plus Modified* (PID5BF+M) ist in einer 36-Item-Version erhältlich, die die fünf Merkmalsdomänen der ICD-11 sowie 15 Subskalen effektiv beschreibt (Bach, Ker-

**Tabelle A-1:** Persönlichkeitsfunktion in der ICD-11, operationalisiert mit der PDS-ICD-11-Skala

| Fähigkeiten und Erscheinungsformen | Gesunde Funktion |
|---|---|
| 1. Identität | Stabilität und Kohärenz des eigenen Identitätsgefühls (z. B. das Ausmaß, in dem die Identität oder das Selbstverständnis variabel und selbstmodifizierend anstatt übermäßig starr und festgelegt ist) |
| 2. Selbstwertgefühl | Fähigkeit, ein insgesamt positives und stabiles Selbstwertgefühl aufrechtzuerhalten |
| 3. Selbsteinschätzung | Realistische Einschätzung der eigenen Fähigkeiten, Stärken und Grenzen |
| 4. Selbststeuerung | Fähigkeit zur Zielstrebigkeit (Fähigkeit, angemessene Ziele zu planen, auszuwählen und zu verwirklichen) |
| 5. Interesse an Beziehungen | Fähigkeit, ein gesundes Maß zwischen Alleinsein und Zusammensein mit anderen zu finden |
| 6. Verständnis für die Perspektive anderer | Fähigkeit, die Sichtweise anderer zu verstehen und zu würdigen, ohne zu sehr darüber nachzudenken, was sie denken und fühlen |
| 7. Gegenseitigkeit (Reziprozität) in Beziehungen | Fähigkeit, enge und für beide Seiten zufriedenstellende Beziehungen aufzubauen und zu pflegen |
| 8. Umgang mit Konflikten | Fähigkeit, Konflikte in Beziehungen auf kooperative Weise zu lösen |
| 9. Angemessenheit des emotionalen Ausdrucks | Fähigkeit, die eigenen Emotionen zu kontrollieren und in angemessener Weise auszudrücken |
| 10. Angemessene Handlungsplanung | Fähigkeit zur Spontaneität bei angemessener Kontrolle über das eigene Handeln |
| 11. Realitätsprüfung unter Stress | Realistische Einschätzung von Situationen und zwischenmenschlichen Beziehungen, insbesondere unter Stress |
| 12. Selbstschädigung | Angemessene Verhaltensreaktion auf intensive Emotionen und stressige Umstände |
| 13. Fremdschädigung | |
| 14. Psychosoziale Einschränkung | Funktionieren in persönlichen, familiären, sozialen, schulischen, beruflichen und anderen wichtigen Bereichen des Lebens |

Anmerkung: PDS-ICD-11 = Persönlichkeitsstörung Schweregrad ICD-11.

**Tabelle A-2:** Vier Modelle zur Beschreibung von Merkmalsdomänen und Facetten in der ICD-11

| | FFiCD | PID-5-Algorithmus | Clark et al. skaliert | PID5BF+M |
|---|---|---|---|---|
| # Anzahl der Fragen | 121 Items | 158 Items | 181 Items | 36 Items |
| Negative Affektivität | • Emotionale Labilität<br>• Ängstlichkeit<br>• Misstrauen<br>• Verletzlichkeit<br>• Depressivität<br>• Scham<br>• Ärger | • Emotionale Labilität<br>• Ängstlichkeit<br>• Trennungsangst | • Emotionale Labilität<br>• Negative Einstellung zum Leben<br>• Misstrauen | • Emotionale Labilität<br>• Ängstlichkeit<br>• Trennungsangst |
| Distanziertheit | • Sozialer Rückzug<br>• Emotionaler Rückzug<br>• Mangelnde Durchsetzungsfähigkeit | • Sozialer Rückzug<br>• Anhedonie<br>• Vermeidung von Nähe | • Sozialer Rückzug<br>• Emotionaler Rückzug | • Rückzug<br>• Anhedonie<br>• Intimitätsvermeidung |
| Dissozialität | • Mangelndes Einfühlungsvermögen<br>• Egozentrismus<br>• Aggression | • Neigung zur Manipulation<br>• Unehrlichkeit<br>• Grandiosität | • Geringes Einfühlungsvermögen<br>• Beanspruchte Überlegenheit (Selbstzentriertheit) | • Arglistigkeit<br>• Grandiosität<br>• Neigung zu Manipulation |
| Enthemmung | • Verantwortungslosigkeit<br>• Leichtsinn<br>• Desorganisation/ Unordnung<br>• Nervenkitzel suchen | • Verantwortungslosigkeit<br>• Impulsivität<br>• Ablenkbarkeit | • Ablenkbarkeit<br>• Impulsive Rücksichtslosigkeit | • Verantwortungslosigkeit<br>• Impulsivität<br>• Ablenkbarkeit |
| Anankasmus | • Unflexibilität<br>• Perfektionismus<br>• Arbeitssucht | • Perfektionismus<br>• Rigidität<br>• Ordnungszwang | • Kontrollsucht<br>• Perfektionismus | • Rigidität<br>• Perfektionismus<br>• Ordnungsliebe |

Anmerkungen: FFiCD = Fünf-Faktoren-Inventar für ICD-11; PID-5 = Persönlichkeitsinventar für DSM-5; PID5BF+M = Persönlichkeitsinventar für DSM-5 und ICD-11 – Kurzform – Plus – modifiziert.

ber et al., 2020; Kerber et al., 2022). Dieses Instrument hat robuste psychometrische Eigenschaften in mehr als 12 Sprachen gezeigt. Für Kliniker und Klinikerinnen, die ein feinkörnigeres und klinisch aussagekräftigeres Porträt von Persönlichkeitsmerkmalen wünschen, misst das *Fünf-Faktoren-Inventar für ICD-11* (FFiCD) nicht nur die fünf Domänen, sondern auch 20 Facetten (z. B. Ängstlichkeit, Selbstbezogenheit) und 47 Nuancen (z. B. Trennungsangst, Eitelkeit) anhand von 121 Items (Oltmanns & Widiger, 2020). Für Kliniker und Klinikerinnen, die bereits mit dem bewährten *Personality Inventory for DSM-5* (PID-5) vertraut sind, gibt es einen Algorithmus zur Beschreibung der ICD-11-Domänen sowie 18 klinisch indikative Subskalen (Bach et al., 2017; Sellbom et al., 2020), die in einer Reihe von Studien evaluiert wurden (Hemmati et al., 2021; Lotfi et al., 2018; Lugo et al., 2019). Zuletzt haben Clark und Kollegen (2021) eine Reihe vorläufiger Skalen für ICD-11-Persönlichkeitsmerkmale entwickelt und evaluiert, die auf 151 Fragen zur Beschreibung der fünf Domänen und elf facettenartigen Subskalen basieren. Die Tabellen A-2 und A-3 geben einen Überblick über die vier Instrumente, die auch Facetten und Nuancen in Form von Subskalen abbilden.

**Tabelle A-3:** Fünf-Faktoren-Inventar für ICD-11 (FFiCD) mit 20 Facetten und 47 Ausprägungen („*Nuances*“)

| Negative Affektivität | Distanziertheit | Dissozialität | Enthemmung | Anankasmus |
|---|---|---|---|---|
| **Ängstlichkeit**<br>• Bewertungsangst<br>• Trennungsangst<br>• Soziale Ängstlichkeit<br><br>**Depressivität**<br>• Interpersonale Unzulänglichkeit<br>• Pessimismus<br>• Suizidalität<br>• Erleben von Wertlosigkeit<br><br>**Emotionale Labilität**<br>• Dysregulation des Affekts<br>• Schnelle Stimmungswechsel<br><br>**Scham**<br>• Demütigung<br>• Gehemmtheit<br>• Verletzlichkeit<br>• Fragilität<br>• Bedürfnis nach Bewunderung<br><br>**Ärger**<br>• Irritation (Verärgert Sein)<br>• Dysregulierte Wut<br>• Reaktive Wut<br><br>**Misstrauen** | **Emotionaler Rückzug**<br>• Freudlosigkeit<br>• Körperliche Anhedonie<br>• Soziale Anhedonie<br><br>**Sozialer Rückzug**<br>• Gefühlskälte<br>• Soziale Isolation<br><br>**Mangelnde Durchsetzungsfähigkeit** | **Aggression**<br>• Passive Aggression<br>• Körperliche Aggression<br>• Verbale Aggression<br><br>**Mangelndes Einfühlungsvermögen**<br>• Gefühlskälte<br>• Ausbeuterisches Verhalten<br>• Manipulatives Verhalten<br><br>**Egozentrismus**<br>• Arroganz<br>• Anspruchsdenken<br>• Egoismus<br>• Eitelkeit | **Desorganisation/ Unordnung**<br>• Unordentlichkeit<br>• Desorganisierte Sprache<br><br>**Verantwortungslosigkeit**<br>• Ablenkbarkeit<br>• Mangelnde Ausdauer<br>• Inkompetenz<br>• Unhöfliches Verhalten<br><br>**Leichtsinn**<br>• Unüberlegtes Verhalten<br>• Voreiliges Denken<br><br>**Nervenkitzel suchen** | **Unflexibilität**<br>• Dogmatismus<br>• Rigidität<br>• Risikoaversion<br>• Ruminierende Bedächtigkeit<br><br>**Perfektionismus**<br>• Übertriebene Detailorientierung<br>• Überkorrektheit<br><br>**Arbeitssucht**<br>• Beharrlichkeit<br>• Hauptbeschäftigung mit dem Thema Arbeit |

Hinweis: Die fettgedruckten Begriffe sind Facetten, während die anderen für die zugrunde liegenden Nuancen stehen, die alle mit FFiCD dargestellt werden können.

# Anhang B: Übersetzung von traditionellen ICD-10-Typen

Es sollte nicht vergessen werden, dass die Diagnose der Persönlichkeitsstörung in einer langen und reichen Tradition wurzelt, die verschiedene Typen von Persönlichkeitsstörungen kennt, wie sie uns aus ICD-10 und DSM-5 geläufig sind. Um den gesammelten Erfahrungswerten gerecht zu werden und Forschungen auf der Grundlage dieser Kategorien fortzusetzen, werden einige Kliniker und Klinikerinnen es für sinnvoll halten, die alten Typen in die neue Klassifikation zu „übersetzen“. Daher geben wir dem Leser und der Leserin in Anhang B einen Überblick darüber, wie die traditionellen Typen von Persönlichkeitsstörungen in der neuen Klassifikation des Schweregrads und der qualifizierenden Merkmalsbereiche verstanden werden können. Insbesondere werden wir uns mit der ängstlich-vermeidenden und der narzisstischen Persönlichkeitsstörung befassen, die auf den ersten Blick schwer in der ICD-11 zu beschreiben sind – im Gegensatz zu anderen Typen, die sich intuitiver analogisieren lassen (z. B. Anankasmus und zwanghafte Persönlichkeitsstruktur; Dissozialität und dissoziale Persönlichkeitsstruktur).

**Schweregrad und traditionelle Arten von Persönlichkeitsstörungen**

Traditionell wird davon ausgegangen, dass die verschiedenen Arten von Persönlichkeitsstörungen unter anderem widerspiegeln, wie Abwehrmechanismen und Realitätsprüfung auf verschiedenen Ebenen eines Spektrums (Strukturniveaus) zwischen neurotischen bis psychotischen Funktionen funktionieren. Otto Kernberg (1967, 2019) hat diese als Strukturniveaus der Persönlichkeitsorganisation beschrieben, die im Großen und Ganzen mit dem Schweregrad der Persönlichkeitsstörung gleichgesetzt werden können (Caligor et al., 2018).

In einer kürzlich durchgeführten dänischen Studie wurden Kliniker und Klinikerinnen gebeten, insgesamt 247 Patienten/Patientinnen oder Klienten/Klientinnen zu charakterisieren, indem sie den Gesamtschweregrad der Persönlichkeitsstörung nach ICD-11 bewerteten und die ICD-10-Persönlichkeitsstörung angaben, die sie am besten beschreibt (Simon & Bach, 2022). Aus den Antworten ergibt sich ein allgemeines Muster, wie in Abbildung B-1 dargestellt. So werden beispielsweise zwanghafte, abhängige und ängstlich-vermeidende Persönlichkeitsstörungen tendenziell zu den leicht- bis mittelgradigen Persönlichkeitsstörungen gezählt, während emotional instabile (Borderline), dissoziale und paranoide Störungen in erster Linie als schwergradige Persönlichkeitsstörungen eingestuft werden.

**Merkmalsbereiche und traditionelle Typen von Persönlichkeitsstörungen**

Indem sie als relativ heterogene „Bausteine" der Persönlichkeitspathologie fungieren, tragen die Merkmalsbereiche dazu bei, die sich bei den traditionellen Kategorien überschneidenden Merkmale, zu beleuchten und zu differenzieren. Infolgedessen lassen sich die „alten" Typen oft durch verschiedene Kombinationen von Persönlichkeitsmerkmalen abbilden.

Offensichtlich spielt die Negative Affektivität bei mehreren traditionellen Arten von Persönlichkeitsstörungen eine entscheidende Rolle. So sind interpersonelle Aspekte der Negativen Affektivität (z. B. Minderwertigkeit und Abhängigkeit) bei der abhängigen Persönlichkeitsstörung (z. B. Angst davor, von einer Person verlassen zu werden, zu der man eine enge Beziehung hat) und der emotional instabilen Persönlichkeitsstörung (z. B. verzweifelte Bemühungen, nicht verlassen oder zurückgewiesen zu werden) vorhanden. In ähnlicher Weise spielen

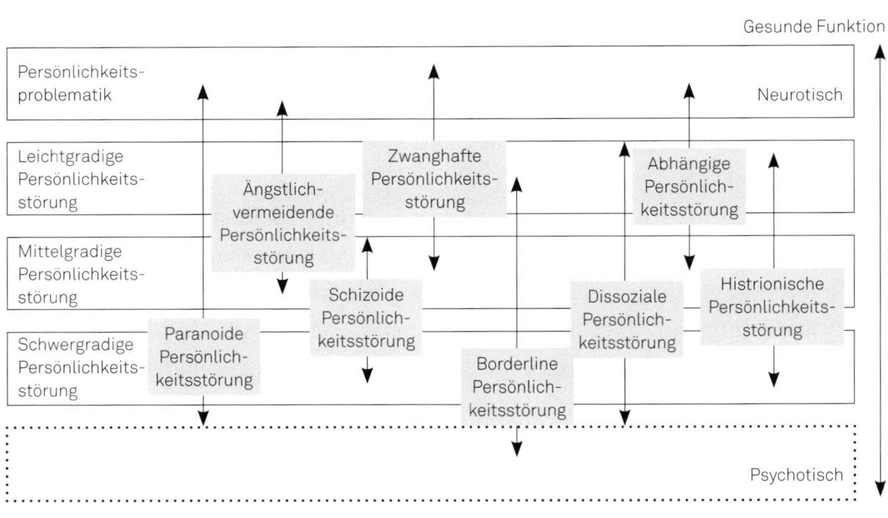


**Abbildung B-1:** Arten von Persönlichkeitsstörungen, geordnet nach Schweregrad (nach Simon & Bach, 2022)

ängstliche Aspekte der Negativen Affektivität sowohl bei der zwanghaften Persönlichkeitsstörung (z.B. Gefühle von übermäßigem Zweifel und Vorsicht) als auch bei der ängstlich-vermeidenden Persönlichkeitsstörung (z.B. Einschränkungen des Lebensstils aufgrund eines Bedürfnisses nach körperlicher Sicherheit) eine Rolle. Darüber hinaus sehen wir, dass die Persönlichkeitsmerkmale Dissozialität und Enthemmung beide an der dissozialen Persönlichkeitsstörung (z.B. sehr geringe Frustrationstoleranz und eine niedrige Schwelle für Aggression und Gewalt) und der emotional instabilen Persönlichkeitsstruktur (z.B. Neigung zu Wut- oder Gewaltausbrüchen und Unfähigkeit, die Verhaltensexplosionen zu kontrollieren) beteiligt sind. In ähnlicher Weise finden wir Aspekte der Dissozialität sowohl bei der paranoiden Persönlichkeitsstörung (z.B. ein kämpferisches und anhaltendes Gefühl der Selbstgerechtigkeit, das der tatsächlichen Situation nicht gerecht wird) als auch bei der zwanghaften Persönlichkeitsstörung (z.B. unvernünftiges Beharren darauf, dass sich andere der eigenen Vorgehensweise unterwerfen sollen). In Anbetracht dessen ist es nicht überraschend, dass es viele Überschneidungen zwischen den traditionellen Arten von Persönlichkeitsstörungen und den Persönlichkeitsmerkmalen der ICD-11 gibt.

Es scheint intuitiv richtig zu sein, traditionelle Typen wie die zwanghafte und die dissoziale Persönlichkeitsstörung in Form von Merkmalsbereichen zu beschreiben. Dissozialität beschreibt zum Beispiel das Wesen der dissozialen Persönlichkeitsstörung. In ähnlicher Weise kann die zwanghafte (anankastische) Persönlichkeitsstörung direkt mit dem Persönlichkeitsmerkmal Anankasmus beschrieben werden, während verschiedene Varianten mit einer Kombinationen von Merkmalsdomänen dargestellt werden können (siehe Kapitel 6). Wie der restriktive Persönlichkeitsstil und das restriktive Verhalten, das mit der zwanghaften Persönlichkeitsstörung assoziiert wird, ist auch Anankasmus eine besonders „reine“ und restriktive Domäne.

Im Gegensatz zu den genannten Typen ist die emotional instabile (Borderline-) Persönlichkeitsstörung der heterogenste und komplexeste Typus, der sich am besten anhand mehrerer Merkmalsdomänen beschreiben lässt. Bei leichtgradigen Persönlichkeitsstörungen lässt er sich schlicht anhand der Negativen Affektivität beschreiben (z.B. Trennungsangst und emotionale Labilität), während bei schwergradigen Persönlichkeitsstörungen dieser Art typischerweise Negative Affektivität in Kombination mit Enthemmung (z.B. Impulsivität) und Dissozialität (z.B. Feindseligkeit) vorhanden ist. Diese Heterogenität mit unterschiedlichen Schweregraden und Merkmalsausprägungen kann einige der gemischten und nicht schlüssigen Forschungsergebnisse erklären, die wir in Studien zur Behandlung von Borderline-Patienten und -Patientinnen finden (Johansen et al., 2004; Mulder & Tyrer, 2023; Sharp, 2018).

Tabelle B-1 enthält einen Leitfaden für die Übersetzung von Persönlichkeitsstörungen, die aus der ICD-10 bekannt sind, in Merkmalsdomänen der ICD-11; dies basiert auf neun wissenschaftlichen Studien (Bach et al., 2018; Bach, Kerber et al., 2020; Fang et al., 2021; García et al., 2022; Kim et al., 2021; Lugo et al., 2019; Sellbom et al., 2020, 2022; Simon et al., 2023; Sorrel et al., 2022).

## Ängstlich-vermeidende Persönlichkeitsstörung

Bei Patienten und Patientinnen, denen traditionell eine ängstlich-vermeidende Persönlichkeitsstörung diagnostiziert wird, kann in der Regel eine Einteilung in leicht-, mittel- oder schwergradige Persönlichkeitsstörungen vorgenommen werden, wobei ein leichter bis mittlerer Schweregrad am häufigsten vorkommt. Sie

**Tabelle B-1:** Vorläufige Übersetzung von ICD-10-Persönlichkeitsstörungen in die ICD-11-Eigenschaftsdomänen

| | Negative Affektivität | Distanziertheit | Dissozialität | Enthemmung | Anankasmus |
|---|---|---|---|---|---|
| Paranoid | + | + | + | | |
| Schizoid | | ++ | | | |
| Dissozial | - | | ++ | ++ | |
| Emotional instabil | ++ | | + | ++ | |
| Histrionisch | + | - | + | + | |
| Anankastisch (Zwanghaft) | + | | | - | ++ |
| Ängstlich (vermeidend) | ++ | ++ | | | + |
| Abhängig (asthenisch) | ++ | | | +a | |
| Narzisstisch (unter sonstige spezifische Persönlichkeitsstörungen F60.8) | + | | ++ | + | + |

Anmerkungen: Die Symbole zeigen an, wenn Merkmalsbereiche stark (+) und sehr stark (++) ausgeprägt sind, während Merkmalsbereiche, die typischerweise in negativer Weise auftreten (-), ebenfalls berücksichtigt werden können. „a" bezieht sich hauptsächlich auf Aspekte der Verantwortungslosigkeit. Basierend auf einer Übersicht von Simon, Lambrecht und Bach (2023).

zeichnen sich durch erhebliche Minderwertigkeits- und Schamgefühle sowie eine starke Angst vor Kritik und Ablehnung aus. Ihre Fähigkeit, auf ein Ziel hinzuarbeiten, ist oft durch mangelndes Selbstvertrauen und Versagensangst beeinträchtigt. Auch ihre zwischenmenschlichen und intimen Beziehungen sind durch Vermeidung gekennzeichnet, wodurch sie am Ausüben ihrer sozialen und beruflichen Rolle gehindert sind. Personen mit diesem Verhaltensmuster fügen in der Regel anderen keinen nennenswerten Schaden zu, können aber sich selbst Schaden zufügen (z. B. durch einen sich selbst unterdrückenden Lebensstil).

Was die Negative Affektivität betrifft, so umfasst dieses Muster insbesondere Angst, Scham, geringes Selbstwertgefühl und eine Tendenz zur Überreagibilität (z. B. auf wahrgenommene Bedrohungen, Kritik oder potenzielle zukünftige Probleme). Das geringe Selbstwertgefühl und der Mangel an Selbstvertrauen dieser Patienten und Patientinnen äußert sich in der Vermeidung von Situationen und Aktivitäten, die als zu schwierig empfunden werden (z. B. intellektuell, körperlich, sozial, zwischenmenschlich, emotional usw.). Was Distanziertheit betrifft, so beinhaltet das ängstlich-vermeidende Persönlichkeitsmuster soziale Distanz in Form von Vermeidung, fehlenden Freundschaften und Vermeidung von Intimität. Aufgrund von Ängsten und geringem Selbstwertgefühl vermeiden die Betroffenen soziale Interaktionen entweder ganz oder ertragen sie mit großem Unbehagen. Diese Patienten und Patientinnen führen wenig oder gar keinen Smalltalk, selbst wenn er von anderen initiiert wird (z. B. von einer Verkäuferin). Sie suchen sich typischerweise Arbeitsplätze, die keine Interaktion mit anderen erfordern, und lehnen Beförderungen oder Aufgaben ab, wenn diese mehr soziale Interaktion erforderlich machen würden. Das Gesamtmuster aus hoher Negativer Affektivität und Distanziertheit stimmt im Allgemeinen mit der Beschreibung ängstlich-vermeidender Patienten und Patientinnen überein, die sowohl ängstlich als auch emotional gehemmt sind (Fassbinder & Arntz, 2018; Simonsen et al., 2021). Darüber hinaus können ängstlich-vermeidende Merkmale auch durch Skalen zur Messung von Facetten und Nuancen der Merkmalsdomänen in der ICD-11, wie z. B. Bewertungsangst und soziale Isolation, Scham, dem Gefühl von Minderwertigkeit und zwischenmenschlicher Unzulänglichkeit, Risikoaversion und Sensibilität, verdeutlicht werden (siehe Tabelle A-3; Anhang A).

## Narzisstische Persönlichkeitsstörung[17]

Personen mit einer narzisstischen Persönlichkeitsstörung weisen Züge auf, die von einer leichtgradigen bis zu einer schwergradigen Persönlichkeitsstörung reichen. Ihr Selbstbild kann zwischen einem übermäßig positiven und grandiosen

---

17 Gelistet in der ICD-10 unter sonstige spezifische Persönlichkeitsstörungen F60.8 (WHO, 2016).

und einem extrem negativen und fragilen Bild schwanken. Je nach der spezifischen (d.h. grandiosen oder verletzlichen) Ausprägung der narzisstischen Störung haben diese Menschen Schwierigkeiten, sich von einer Beschädigung ihres Selbstbildes zu erholen. So können sie angesichts selbst geringer Bedrohungen ihres Selbstwertgefühls eine schlechte Emotionsregulation aufweisen. Ihre Selbstbezogenheit und ihr Mangel an Empathie können die Qualität ihrer Beziehungen beeinträchtigen, insbesondere weil sie die Meinung anderer Menschen nicht respektieren oder weil sie andere Menschen ausnutzen. Sie haben nur wenige oder gar keine engen wechselseitigen Beziehungen, und die bestehenden Beziehungen sind oft durch einseitige Konflikte gekennzeichnet, bei denen die narzisstische Persönlichkeitsstörung sehr dominant erscheinen kann und nicht in der Lage ist, die Dinge aus einer anderen Perspektive oder vom Standpunkt der anderen Person aus zu sehen. Aus demselben Grund kann eine Untergruppe dieser Patienten und Patientinnen nicht in der Lage sein, normale Arbeitsbeziehungen aufrechtzuerhalten oder überhaupt mit anderen Menschen zusammenzuarbeiten.

Die narzisstische Persönlichkeitsstörung ist grundsätzlich durch Dissozialität mit einer Betonung der Selbstbezogenheit gekennzeichnet (Bach et al., 2018). Dieses Muster beinhaltet die Ausbeutung anderer, untermauert durch den Glauben, alles zu verdienen, was man will – was nach Ansicht der gestörten Persönlichkeit für andere offensichtlich sein sollte. Solche Merkmale des Narzissmus können sich in der Erwartung der Bewunderung durch andere sowie in aufmerksamkeitsheischendem Verhalten und Wut oder Aggression äußern, wenn Bewunderung und Aufmerksamkeit ausbleiben. Typischerweise glaubt dieser Patiententyp, dass seine Leistungen außergewöhnlich sind, dass er viele bewundernswerte Eigenschaften hat, dass er Großes erreicht hat oder erreichen wird und dass andere ihn bewundern sollten. Viele Menschen mit narzisstischen Zügen zeichnen sich auch durch Merkmale des Anankasmus aus, wie Perfektionismus und Eitelkeit, die das Konkurrenzdenken verstärken. Ebenfalls neigen sie zu einem übersteigerten Selbstwertgefühl oder zu grandioser Selbstdarstellung (Fjermestad-Noll et al., 2020). Daher kann die Kombination von Dissozialität und Anankasmus oft auf ein narzisstisches Problem hinweisen (Bach et al., 2018). Ebenso kann Negative Affektivität in Form von Verletzlichkeit, Depression, Wut, Feindseligkeit und Scham auf eine Anfälligkeit für Narzissmus hinweisen. Die Kombination aus Dissozialität und Negativer Affektivität kann also Personen mit vulnerablem Narzissmus kennzeichnen, die über das, was sie als Beleidigung durch andere wahrnehmen, lange grübeln. Ihr geringes Selbstwertgefühl kann sich als Neid auf andere äußern, und es kann auch durch Scham über Misserfolge und mangelnden Erfolg in ihrem Leben genährt werden. Insgesamt lassen sich die individuellen Ausprägungen des Narzissmus also durch charakteristische Kombinationen von Merkmalsbereichen erfassen, wobei Dissozialität als Hauptkomponente dient. Darüber hinaus lassen sich narzisstische Züge auch durch Skalen abbilden, die Facetten und Nuancen der Merkmalsdomänen in der ICD-11 messen, wie z. B. Grandiosität, Bedürfnis nach Bewunderung, Eitelkeit, Arroganz, Egoismus, reaktiver Ärger, Scham, Selbstbezogenheit, Mangel an Empathie und unberechtigte Überlegenheitsgefühle (siehe Tabelle A-3; Anhang A).

# Zu den Autoren

**Bo Bach,** cand.psych.aut., PhD, Supervisor für Psychopathologie und Leiter des Zentrums für die Erforschung von Persönlichkeitsstörungen (Psychiatrische Forschungseinheit) sowie klinischer Psychologe an der Psychiatrischen Klinik Slagelse, Region Seeland. Darüber hinaus ist Bo Bach Professor für Psychologie an der Universität Kopenhagen sowie Gründungsmitglied des Ausschusses für psychologische Spezialdiagnosen und Koordinator der ICD-11-Arbeitsgruppe für Persönlichkeits- und Impulskontrollstörungen der dänischen Behörde für Gesundheitsdaten. In den letzten Jahren war er für die WHO als Sachverständiger für die Klassifizierung von Persönlichkeitsstörungen und ICD-11-Feldversuche tätig.

Bo Bach arbeitet als Forscher, Kliniker und Lehrer. Sein schwerpunktmäßiges Interesse gilt Persönlichkeitsfunktionen, Persönlichkeitsstörungen, Behandlungsplanung und Differenzialdiagnose im Allgemeinen.

**Sebastian Simonsen,** cand.psych.aut., PhD, Forschungsleiter und klinischer Psychologe am Psychotherapeutischen Zentrum Stolpegård (Psychiatrie der Hauptstadtregion Dänemarks) sowie Lehrbeauftragter für Psychologie an der Universität Kopenhagen. Mitglied des Ausschusses für psychologische Spezialdiagnosen und der ICD-11-Kerngruppe der dänischen Behörde für Gesundheitsdaten.

Sebastian Simonsen arbeitet als Forscher und Kliniker mit den Schwerpunkten Persönlichkeitsstörungen, Mentalisierung und Psychotherapie. Seit vielen Jahren trägt er auf nationaler und internationaler Ebene dazu bei, das Wissen über die dimensionale Klassifizierung von Persönlichkeitsstörungen und über Mentalisierungsbasierte Psychotherapie für Menschen mit einer Persönlichkeitsstörung zu verbreiten.

## Herausgeber und Bearbeiter der deutschen Ausgabe

**Johannes Simon Vetter**, PhD, arbeitet an der Psychiatrischen Universitätsklinik Zürich (Schweiz) in der Erwachsenenpsychiatrie und Psychotherapie. Er ist eidgenössisch anerkannter Psychotherapeut für Psychoanalytische Psychotherapie (Freud Institut Zürich, Schweizer Gesellschaft für Psychoanalyse, IPA) und zertifizierter Supervisor.

Er ist Autor von mehreren Fachartikeln und Buchkapiteln. Seine wissenschaftlichen Interessen sind affektive und Persönlichkeitsstörungen, Psychotherapieforschung, allgemeine Psychopathologie, Operationalisierte Psychodynamische Diagnostik sowie Diagnose- und Klassifikationssysteme.

# Literatur

Allport, G.W. (1937). *Personality: A psychological interpretation* [Übersetzung]. University of Michigan.

Alnæs, R. & Torgersen, S. (1988). The relationship between DSM-III symptom disorders (Axis I) and personality disorders (Axis II) in an outpatient population. *Acta Psychiatrica Scandinavica, 78*(4), 485–92. https://doi.org/10.1111/j.1600-0447.1988.tb06371.x

Anderson, J.L., Sellbom, M., Wygant, D.B., Salekin, R.T. & Krueger, R.F. (2014). Examining the Associations Between DSM-5Section III Antisocial Personality Disorder Traits and Psychopathy in Community and University Samples. *Journal of Personality Disorders, 28*(5), 675–97. https://doi.org/10.1521/pedi_2014_28_134

Antonsen, B.T., Johansen, M.S., Rø, F.G., Kvarstein, E.H. & Wilberg, T. (2016). Is reflective functioning associated with clinical symptoms and long-term course in patients with personality disorders? *Comprehensive Psychiatry, 64*, 46–58. https://doi.org/10.1016/j.comppsych.2015.05.016

Arnold, S.R., Higgins, J.M., Weise, J., Desai, A., Pellicano, E. & Trollor, J.N. (2023). Confirming the nature of autistic burnout. *Autism, 27*(7), 1906–1918. https://doi.org/10.1177/1362361322121147410

Bach, B. (2020). Simplicity and Dynamics of the ICD-11 Trait Qualifiers in Relation to Treatment: Author Rejoinder to Commentaries on Using DSM-5 and ICD-11 Personality Traits in Clinical Treatment. In C.W. Lejuez & K.L. Gratz (Eds.), *The Cambridge Handbook of Personality Disorders* (pp. 475–476). Cambridge University Press. https://doi.org/10.1017/9781108333931.082

Bach, B., Brown, T.A., Mulder, R.T., Newton-Howes, G., Simonsen, E. & Sellbom, M. (2021). Development and initial evaluation of the ICD-11 personality disorder severity scale: PDS-ICD-11. *Personality and Mental Health, 15*(3), 223–236. https://doi.org/10.1002/pmh.1510

Bach, B., Christensen, S., Kongerslev, M.T., Sellbom, M. & Simonsen, E. (2020). Structure of clinician-reported ICD-11 personality disorder trait qualifiers. *Psychological Assessment, 32*(1), 50–9. https://doi.org/10.1037/pas0000747

Bach, B. & Hutsebaut, J. (2018). Level of personality functioning scale – brief form 2.0: Utility in capturing personality problems in psychiatric outpatient and incarcerated addicts. *Journal of Personality Assessment, 100*(6), 660–670. https://doi.org/10.1080/00223891.2018.1428984

Bach, B., Kerber, A., Aluja, A., Bastiaens, T., Keeley, J.W., Claes, L., Fossati, A., Gutierrez, F., Oliveira, S.E.S.S.S., Pires, R., Riegel, K.D., Rolland, J.-P., Roskam, I., Sellbom, M., Somma, A., Spanemberg, L., Strus, W., Thimm, J.C., Wright, A.G.C. & Zimmermann, J. (2020). International assessment of DSM-5 and ICD-11 personality disorder traits: Toward a common nosology in DSM-5.1. *Psychopathology, 53*(3–4), 179–188. https://doi.org/10.1159/000507589

Bach, B., Kramer, U., Doering, S., di Giacomo, E., Hutsebaut, J., Kaera, A., De Panfilis, C., Schmahl, C., Swales, M., Taubner, S. & Renneberg, B. (2022). The ICD-11 classification of personality disorders: A European perspective on challenges and opportunities. *Borderline personality disorder and Emotion Dysregulation, 9*(1), 12. https://doi.org/10.1186/s40479-022-00182-0

Bach, B. & Presnall-Shvorin, J. (2020). Using DSM-5 and ICD-11 Personality Traits in Clinical Treatment. In *The Cambridge Handbook of Personality Disorders* (pp. 450–467). Cambridge University Press. https://doi.org/10.1017/9781108333931.079

Bach, B., Sellbom, M., Kongerslev, M.T., Simonsen, E., Krueger, R.F. & Mulder, R.T. (2017). Deriving ICD-11 personality disorder domains from dsm-5 traits: initial attempt to harmonize two diagnostic systems. *Acta Psychiatrica Scandinavica, 136*(1), 108–117. https://doi.org/10.1111/acps.12748

Bach, B., Sellbom, M., Skjernov, M. & Simonsen, E. (2018). ICD-11 und DSM-5 personality trait domains capture categorical personality disorders: Finding a common ground. *Australian & New Zealand Journal of Psychiatry, 52*(5), 425–434. https://doi.org/10.1177/0004867417727867

Bach, B. & Simonsen, S. (2021). How does level of personality functioning inform clinical management and treatment? Implications for ICD-11 classification of personality disorder severity. *Current Opinion in Psychiatry, 34*(1), 54–63. https://doi.org/10.1097/YCO.0000000000000658

Bach, B. & Tracy, M. (2022). Clinical utility of the alternative model of personality disorders: A 10th year anniversary review. *Personality Disorders: Theory, Research, and Treatment, 13*(4), 369–379. https://doi.org/10.1037/per0000527

Bach, B. & Vestergaard, M. (2023). Differential diagnosis of ICD-11 personality disorder and autism spectrum disorder in adolescents. *Children, 10*(992). https://doi.org/10.3390/children10060992

Bagby, R.M., Gralnick, T.M., Al-Dajani, N. & Uliaszek, A.A. (2016). The role of the five-factor model in personality assessment and treatment planning. *Clinical Psychology: Science and Practice, 23*(4), 365–381. https://doi.org/10.1111/cpsp.12175

Barkley, R.A. (2018). *Attention-deficit hyperactivity disorder: A handbook for diagnosis and treatment* (4th ed.). Guilford Press.

Bateman, A.W. (2011). Throwing the baby out with the bathwater? *Personality and Mental Health, 5*(4), 274–280. https://doi.org/10.1002/pmh.184

Bateman, A.W. & Fonagy, P. (2016). *Mentalization based treatment for personality disorders: A practical guide*. Oxford University Press. https://doi.org/10.1093/med:psych/9780199680375.001.0001

Bateman, A.W., Gunderson, J.G. & Mulder, R.T. (2015). Treatment of personality disorder. *The Lancet, 385*(9969), 735–743. https://doi.org/10.1016/S0140-6736(14)61394-5

Baumeister, R.F. & Leary, M.R. (1995). The need to belong: Desire for interpersonal attachments as a fundamental human motivation. *Psychological Bulletin, 117*(3), 497–529. https://doi.org/10.1037/0033-2909.117.3.497

Beatson, J.A., Broadbear, J.H., Duncan, C., Bourton, D. & Rao, S. (2019). Avoiding misdiagnosis when auditory verbal hallucinations are present in borderline personality disorder. *The Journal of Nervous and Mental Disease, 207*(12), 1048–1055. https://doi.org/10.1097/NMD.0000000000001073

Beckwith, H., Moran, P.F. & Reilly, J. (2014). Personality disorder prevalence in psychiatric outpatients: A systematic literature review. *Personality and Mental Health, 8*(2), 91–101. https://doi.org/10.1002/pmh.1252

Bender, Donna S. (2018). The P-Factor and what it means to be human: Commentary on criterion A of the AMPD in HiTOP. *Journal of Personality Assessment, 0*(0), 1–4. https://doi.org/10.1080/00223891.2018.1492928

Bender, Donna S. (2005). The therapeutic alliance in the treatment of personality disorders. *Journal of Psychiatric Practice, 11*(2), 73–87. https://doi.org/10.1097/00131746-200503000-00002

Bernstein, D.P., Keulen-de Vos, M., Clercx, M., de Vogel, V., Kersten, G.C.M., Lancel, M., Jonkers, P.P., Bogaerts, S., Slaats, M., Broers, N.J., Deenen, T.A.M. & Arntz, A. (2021). Schema therapy for violent PD offenders: a randomized clinical trial. *Psychological Medicine*, 1–15. https://doi.org/10.1017/S0033291721001161

Blüml, V. & Doering, S. (2021). ICD-11 personality disorders: A psychodynamic perspective on personality functioning. *Frontiers in Psychiatry, 12*(April), 1–8. https://doi.org/10.3389/fpsyt.2021.654026

Bradley, L., Shaw, R., Baron-Cohen, S. & Cassidy, S. (2021). Autistic adults' experiences of camouflaging and its perceived impact on mental health. *Autism in Adulthood, 3*(4), 320–329. https://doi.org/10.1089/aut.2020.0071

Brezo, J., Paris, J. & Turecki, G. (2006). Personality traits as correlates of suicidal ideation, suicide attempts, and suicide completions: A systematic review. *Acta Psychiatrica Scandinavica, 113*(3), 180–206. https://doi.org/10.1111/j.1600- 0447.2005.00702.x

Brinkmann, S. & Petersen, A. (2015). *Diagnoser: Perspektiver, kritik og diskussion*. Klim.

Brown, T.A., Sellbom, M., Bach, B. & Newton Howes, G. (2023). New Zealand (Aotearoa) clinicians' perspectives on the utility of the ICD-11 personality disorder diagnosis. *Personality and Mental Health*. https://doi.org/10.1002/pmh.1582

Caligor, E., Kernberg, O.F., Clarkin, J.F. & Yeomans, F.E. (2018). *Psychodynamic therapy for personality pathology: Treating self and interpersonal functioning*. American Psychiatric Publishing. https://doi.org/10.1176/appi.books.9781615373529

Carroll, A., Walvisch, J. & Marsh, T. (2022). Personality disorders and forensic assessments: The benefits of ICD-11. *Medicine, Science and the Law, 62*(4), 285–291. https://doi.org/10.1177/00258024221094188

Chanen, A.M. & McCutcheon, L.K. (2008). Personality disorder in adolescence: The diagnosis that dare not speak its name. *Personality and Mental Health, 2*(1), 35–41. https://doi.org/10.1002/pmh.28

Chanen, A.M., Sharp, C., Nicol, K. & Kaess, M. (2022). Early intervention for personality disorder. *FOCUS, 20*(4), 402–408. https://doi.org/10.1176/appi.focus.20220062

Choi-Kain, L.W., Albert, E.B. & Gunderson, J.G. (2016). Evidence-based treatments for borderline personality disorder: Implementation, integration, and stepped care. *Harvard Review of Psychiatry, 24*(5), 342–356. https://doi.org/10.1097/HRP.00000000000000000113

Clark, L.A. (2007). Assessment and diagnosis of personality disorder: Perennial issues and an emerging reconceptualisation. *Annual Review of Psychology, 58*, 227–257. https://doi.org/10.1146/annurev.psych.57.102904.190200.

Clark, L.A., Corona-Espinosa, A., Khoo, S., Kotelnikova, Y., Levin-Aspenson, H.F., Serapio-García, G. & Watson, D. (2021). Preliminary scales for ICD-11 personality disorder: Self and interpersonal dysfunction plus five personality disorder trait domains. *Frontiers in Psychology, 12*. https://doi.org/10.3389/fpsyg.2021.668724

Clarkin, J.F., Cain, N. & Livesley, W.J. (2015). An integrated approach to treatment of patients with personality disorders. *Journal of Psychotherapy Integration, 25*(1), 3–12. https://doi.org/10.1037/a0038766

Crawford, M.J., Koldobsky, N., Mulder, R.T. & Tyrer, P. (2011). Classifying personality disorder according to severity. *Journal of Personality Disorders, 25*(3), 321–330. https://doi.org/10.1521/pedi.2011.25.3.321

Cristea, I.A., Gentili, C., Cotet, C.D., Palomba, D., Barbui, C. & Cuijpers, P. (2017). Efficacy of psychotherapies for borderline personality disorder. *JAMA Psychiatry, 74*(4), 319. https://doi.org/10.1001/jamapsychiatry.2016.4287

D'Agostino, A., Rossi Monti, M. & Starcevic, V. (2019). Psychotic symptoms in borderline personality disorder. *Current Opinion in Psychiatry, 32*(1), 22–26. https://doi.org/10.1097/YCO.0000000000000000462

Darling Rasmussen, P. (2022). „I was never broken—I just don't fit in this world." A case report series of misdiagnosed women with higher functioning ASD. *Nordic Journal of Psychiatry, 77*(4), 1–8. https://doi.org/10.1080/08039488.2022.2112973

Davidson, K. (2011). Changing the classification of personality disorders – An ICD- 11 proposal that goes too far? *Personality and Mental Health, 5*(4), 243–245. https://doi.org/10.1002/pmh.180

Ekselius, L., Lindström, E., Knorring, L., Bodlund, O. & Kullgren, G. (1993). Personality disorders in DSM-III-R as categorical or dimensional? *Acta Psychiatrica Scandinavica, 88*(3), 183–187. https://doi.org/10.1111/j.1600-0447.1993.tb03436.x

Eskildsen, A., Reinholt, N., van Bronswijk, S.C., Brund, R.B.K., Christensen, A.B., Hvenegaard, M., Arendt, M., Alrø, A., Poulsen, S., Rosenberg, N.K., Huibers, M.J.H. & Arnfred, S.M. (2020). Personalized psychotherapy for outpatients with major depression and anxiety disorders: Transdiagnostic versus diagnosis-specific group Cognitive Behavioural Therapy. *Cognitive Therapy and Research, 44*(5), 988–1001. https://doi.org/10.1007/s10608-020-10116-1

Evans, S.C., Reed, G.M., Roberts, M.C., Esparza, P., Watts, A.D., Correia, J.M., Ritchie, P., Maj, M. & Saxena, S. (2013). Psychologists' perspectives on the diagnostic classification of mental disorders: Results from the WHO-IUPsyS Global Survey. *International Journal of Psychology, 48*(3), 177–193. https://doi.org/10.108 0/00207594.2013.804189

Fang, S., Ouyang, Z., Zhang, P., He, J., Fan, L., Luo, X., Zhang, J., Xiong, Y., Luo, F., Wang, X., Yao, S. & Wang, X. (2021). Personality inventory for DSM-5 in China: Evaluation of DSM-5 and ICD-11 trait structure and continuity with personality disorder types. *Frontiers in Psychiatry, 12*. https://doi.org/10.3389/fpsyt.2021.635214

Fassbinder, E. & Arntz, A. (2018). Schema therapy with emotionally inhibited and fearful patients. *Journal of Contemporary Psychotherapy, 49*(1), 7–14. https://doi.org/10.1007/s10879-018-9396-9

Fazel, S. & Danesh, J. (2002). Serious mental disorder in 23 000 prisoners: A systematic review of 62 surveys. *The Lancet, 359*(9306), 545–550. https://doi.org/10.1016/S0140-6736(02)07740-1

Felding, S.U., Mikkelsen, L.B. & Bach, B. (2021). Complex PTSD and personality disorder in ICD-11: When to assign one or two diagnoses? *Australasian Psychiatry, 29*(6), 590–594. https://doi.org/10.1177/10398562211014212

First, M.B., Skodol, A.E., Bender, D.S. & Oldham, J.J.M. (2018). *Structured Clinical Interview for the DSM-5 Alternative Model for Personality Disorders (SCID-AMPD)* (1st ed.). American Psychiatric Association.

Fischer, C.T. & Finn, S.E. (2008). Developing the Life Meaning of Psychological Test Data: Collaborative and Th erapeutic Approaches. In R.P. Archer & S.R. Smith (Eds.), *Personality Assessment* (pp. 379–404). Routledge/Taylor & Francis Group.

Fjermestad-Noll, J., Ronningstam, E., Bach, B., Rosenbaum, B. & Simonsen, E. (2020). Perfectionism, shame, and aggression in depressive patients with narcissistic personality disorder. *Journal of Personality Disorders, 34*, 25–41. https://doi.org/10.1521/pedi.2020.34.supp.25

Folmo, E. J., Stänicke, E., Johansen, M. S., Pedersen, G. & Kvarstein, E. H. (2021). Development of therapeutic alliance in mentalization-based treatment—Goals, Bonds, and Tasks in a specialized treatment for borderline personality disorder. *Psychotherapy Research, 31*(5), 604–618. https://doi.org/10.1080/10503307.2020.1831097

Fonagy, P. & Target, M. (2003). *Psychoanalytic theories: Perspectives from developmental psychopathology*. Whurr Publishers.

Frances, A. (1980). The DSM-III personality disorders section: A commentary. *American Journal of Psychiatry, 137*(9), 1050–1054. https://doi.org/10.1176/ajp.137.9.1050

Gamache, D., Savard, C., Leclerc, P., Payant, M., Berthelot, N., Côté, A., Faucher, J., Lampron, M., Lemieux, R., Mayrand, K., Nolin, M. & Tremblay, M. (2021). A proposed classification of ICD-11 severity degrees of personality pathology using the self and interpersonal functioning scale. *Frontiers in Psychiatry, 12*. https://doi.org/10.3389/fpsyt.2021.628057

García, L. F., Aluja, A., Urieta, P. & Gutierrez, F. (2022). High convergent validity among the five-factor model, PID-5-SF, and PiCD. *Personality Disorders: Theory, Research, and Treatment, 13*(2), 119–132. https://doi.org/10.1037/per0000486

Goodwin, R. D., Cox, B. J. & Clara, I. (2006). Neuroticism and physical disorders among adults in the community: Results from the national comorbidity survey. *Journal of Behavioral Medicine, 29*(3), 229–238. https://doi.org/10.1007/s10865-006-9048-5

Goorden, M., Willemsen, E. M. C., Bouwmans-Frijters, C. A. M., Busschbach, J. J. V, Noomx, M. J., van der Feltz-Cornelis, C. M., Uyl-de Groot, C. A. & Hakkaart-van Roijen, L. (2017). Developing a decision tool to identify patients with personality disorders in need of highly specialized care. *BMC Psychiatry, 17*(1), 317. https://doi.org/10.1186/s12888-017-1460-6

Goth, K., Birkhölzer, M. & Schmeck, K. (2018). Assessment of Personality Functioning in Adolescents with the LoPF-Q 12–18 Self-Report Questionnaire. *Journal of Personality Assessment, 100*(6), 680–690. https://doi.org/10.1080/00223891.2018.1489258

Gutiérrez, F. A. A., Rodríguez, C., Gárriz, M., Peri, J. M., Gallart, S., Calvo, N., Ferrer, M., Gutiérrez-Zotes, A., Soler, J. & Pascual, J. C. (2022). Severity in the ICD-11 personality disorder model: Evaluation in a Spanish mixed sample. *Frontiers in Psychiatry, 13*. https://doi.org/10.3389/fpsyt.2022.1015489

Hansen, S. J., Christensen, S., Kongerslev, M. T., First, M. B., Widiger, T. A., Simonsen, E. & Bach, B. (2019). Mental health professionals' perceived clinical utility of the ICD-10 vs. ICD-11 classification of personality disorders. *Personality and Mental Health, 13*(2), 84–95. https://doi.org/10.1002/pmh.1442

Harkness, A. R. & McNulty, J. L. (2006). An overview of personality: The MMPI-2 Personality Psychopathology Five (PSY-5) Scales. In J. N. Butcher (Ed.), *MMPI-2: A practitioner's guide* (pp. 73–97). American Psychological Association. https://doi.org/10.1037/11287-004

Hayes, S. (2004). Acceptance and commitment therapy and the new behavior therapies: Mindfulness, acceptance, and relationship. In S. C. Hayes, V. M. Follette & M. M. Linehan (Eds.), *Mindfulness and Acceptance. Expanding the Cognitive-Behavioral Tradition* (pp. 1–30). Guilford Press.

Hemmati, A., Rahmani, F. & Bach, B. (2021). The ICD-11 personality disorder trait model fits the Kurdish population better than the DSM-5 trait model. *Frontiers in Psychiatry, 12*. https://doi.org/10.3389/fpsyt.2021.635813

Herpertz, S. C., Huprich, S. K., Bohus, M., Chanen, A. M., Goodman, M., Mehlum, L., Moran, P., Newton-Howes, G., Scott, L. & Sharp, C. (2017). The challenge of transforming the diagnostic system of personality disorders. *Journal of Personality Disorders, 31*(5), 577–589. https://doi.org/10.1521/pedi_2017_31_338

Hopwood, C. J. (2018). A framework for treating DSM-5 alternative model for personality disorder features. *Personality and Mental Health, 12*(2), 107–125. https://doi.org/10.1002/pmh.1414

Hopwood, C.J., Bagby, R.M., Gralnick, T., Ro, E., Ruggero, C., Mullins-Sweatt, S., Kotov, R., Bach, B., Cicero, D.C., Krueger, R.F., Patrick, C.J., Chmielewski, M., DeYoung, C.G., Docherty, A.R., Eaton, N.R., Forbush, K.T., Ivanova, M.Y., Latzman, R.D., Pincus, A.L., ... Zimmermann, J. (2020). ntegrating psychotherapy with the hierarchical taxonomy of psychopathology (HiTOP). *Journal of Psychotherapy Integration, 30*(4), 477–497. https://doi.org/10.1037/int0000156

Hopwood, C.J., Donnellan, M.B., Blonigen, D.M., Krueger, R.F., McGue, M., Iacono, W.G. & Burt, S.A. (2011). Genetic and environmental influences on personality trait stability and growth during the transition to adulthood: A three-wave longitudinal study. *Journal of Personality and Social Psychology, 100*(3), 545–556. https://doi.org/10.1037/a0022409

Hopwood, C.J., Malone, J.C., Ansell, E.B., Sanislow, C.A., Grilo, C.M., McGlashan, T.H., Pinto, A., Markowitz, J.C., Shea, M.T., Skodol, A.E., Gunderson, J.G., Zanarini, M.C. & Morey, L.C. (2011). Personality assessment in DSM-5: Empirical support for rating severity, style, and traits. *Journal of Personality Disorders, 25*(3), 305–320. https://doi.org/10.1521/pedi.2011.25.3.305

Hopwood, C.J. & Sellbom, M. (2013). Implications of DSM-5 personality traits for forensic psychology. *Psychological Injury and Law, 6*(4), 314–323. https://doi.org/10.1007/s12207-013-9176-5

Hörz-Sagstetter, S., Ohse, L. & Kampe, L. (2021). Three dimensional approaches to personality disorders: A review on personality functioning, personality structure, and personality organisation. *Current Psychiatry Reports, 23*(7), 45. https://doi.org/10.1007/s11920-021-01250-y

Huprich, S. (2013). New directions for an old construct: Depressive personality research in the DSM-5 era. *Personality and Mental Health, 7*(3), 213–22. 10.1002/pmh.1217. https://doi.org/10.1002/pmh.1217

Huprich, S.K. (2020). Personality disorders in the ICD-11: Opportunities and challenges for advancing the diagnosis of personality pathology. *Current Psychiatry Reports, 22*(8), 40. https://doi.org/10.1007/s11920-020-01161-4

Huprich, S.K., Herpertz, S.C., Bohus, M., Chanen, A.M., Goodman, M., Mehlum, L., Moran, P., Newton-Howe, G., Scott, L. & Sharp, C. (2018). Kommentar zu Hopwood et al. „The time has come for dimensional personality disorder diagnosis". *Personality and Mental Health, 12*(1), 87–88. https://doi.org/10.1002/pmh.1407

Hutsebaut, J., Debbané, M. & Sharp, C. (2020). Designing a range of mentalizing interventions for young people using a clinical staging approach to borderline pathology. *Borderline personality disorder and Emotion Dysregulation, 7*(1), 6. https://doi.org/10.1186/s40479-020-0121-4

Hutsebaut, J., Weekers, L.C., Tuin, N., Apeldoorn, J.S.P. & Bulten, E. (2021). Assessment of ICD-11 personality disorder severity in forensic patients using the Semi-structured Interview for Personality Functioning DSM-5 (STiP-5.1): Preliminary findings. *Frontiers in Psychiatry, 12.* https://doi.org/10.3389/fpsyt.2021.617702

Hyland, P., Karatzias, T., Shevlin, M., McElroy, E., Ben-Ezra, M., Cloitre, M. & Brewin, C.R. (2021). Does requiring trauma exposure affect rates of ICD-11 PTSD and complex PTSD? Implications for DSM–5. Bedeutung für DSM-5. *Psychological Trauma: Theory, Research, Practice, and Policy, 13*(2), 133–141. https://doi.org/10.1037/tra0000908

Isaksson, J., Van't Westeinde, A., Cauvet, E., Kuja-Halkola, R., Lundin, K., Neufeld, J., Willfors, C. & Bölte, S. (2019). Social cognition in autism and other neurodevelopmental disorders: A cot-win control study. *Journal of Autism and Developmental Disorders, 49*(7), 2838–2848. https://doi.org/10.1007/s10803-019-04001-4

Jadav, N. & Bal, V.H. (2022). Associations between co-occurring conditions and age of autism diagnosis: Implications for mental health training and adult autism research. *Autism Research, 15*(11), 2112–2125. https://doi.org/10.1002/aur.2808

Johansen, M., Karterud, S., Pedersen, G., Gude, T., & Falkum, E. (2004). An investigation of the prototype validity of the borderline DSM-IV construct. *Acta Psychiatrica Scandinavica, 109*(4), 289–298. https://doi.org/10.1046/j.1600-0447.2003.00268.x

Jørgensen, C.R. (2006). Disturbed sense of identity in borderline personality disorder. *Journal of Personality Disorders, 20*(6), 618–644. https://doi.org/10.1521/pedi.2006.20.6.618

Jørgensen, C.R., Rasmussen, A.S. & Bøye, R. (2023). Level of identity diffusion in patients with borderline, narcissistic, avoidant and other specified personality disorder. *Nordic Psychology*, 1–15. https://doi.org/10.1080/19012276.2023.2197561

Juul, S., Frandsen, F.W., Bo Hansen, S., Sørensen, P., Bateman, A. & Simonsen, S. (2022). A clinical illustration of short-term mentalization-based therapy for borderline personality disorder. *Journal of Clinical Psychology, 78*(8), 1567–1578. https://doi.org/10.1002/jclp.23378

Juul, S., Lunn, S., Poulsen, S., Sørensen, P., Salimi, M., Jakobsen, J.C., Bateman, A.W. & Simonsen, S. (2019). Short-term versus long-term mentalization-based therapy for outpatients with subthreshold or diagnosed borderline personality disorder: a protocol for a randomized clinical trial. *Trials, 20*(196). https://doi.org/10.1186/s13063-019-3306-7

Karterud, S., Pedersen, G., Bjordal, E., Brabrand, J., Friis, S., Haaseth, Ø., Haavaldsen, G., Irion, T., Leirvåg, H., Tørum, E. & Urnes, Ø. (2003). Day treatment of patients with personality disorders: Experiences from a Norwegian teatment research network. *Journal of Personality Disorders, 17*(3), 243–262. https://doi.org/10.1521/pedi.17.3.243.22151

Karukivi, M., Vahlberg, T., Horjamo, K., Nevalainen, M. & Korkeila, J. (2017). Clinical importance of personality difficulties: Diagnostically sub-threshold personality disorders. *BMC Psychiatry, 17*(1), 16. https://doi.org/10.1186/s12888-017-1200-y

Kendler, K.S., Zachar, P. & Craver, C. (2011). What kinds of things are psychiatric disorders? *Psychological Medicine, 41*(6), 1143–1150. https://doi.org/10.1017/S0033291710001844

Kerber, A., Schultze, M., Müller, S., Rühling, R.M., Wright, A.G.C., Spitzer, C., Krueger, R.F., Knaevelsrud, C. & Zimmermann, J. (2022). Development of a short and ICD-11 compatible measure forDSM-5 maladaptive personality traits using ant colony optimization algorithms. *Assessment, 29*(3), 467–487. https://doi.org/10.1177/1073191120971848

Kernberg, O.F. (1967). Borderline personality organisation. *Journal of the American Psychoanalytic Association, 15*(3), 641–685. https://doi.org/10.1177/000306516701500309

Kernberg, O.F. (2019). Psychotic personality structure. *Psychodynamic Psychiatry, 47*(4), 353–372. https://doi.org/10.1521/pdps.2019.47.4.353

Kernberg, O.F. & Caligor, E. (2005). A psychoanalytic Theorie of personality disorder. In J.F. Lenzenweger, F. Mark, F. Clarkin (Eds.), *Major theories of personality disorder* (2nd ed., pp. 114–156), Guilford Press.

Kiesler, D.J. (1986). The 1982 interpersonal circle: An analysis of DSM-III personality disorders. In T. Millon & G.L. Klerman (Eds.), *Contemporary directions in psychopathology: Toward the DSM-IV* (pp. 571–597). Guilford Press.

Kim, Y.-R., Blashfield, R.K., Tyrer, P., Hwang, S.-T. & Lee, H.-S. (2014). Field trial of a putative research algorithm for diagnosing ICD-11 personality disorders in psychiatric patients: 1. Severity of personality disturbance. *Personality and Mental Health, 8*(1), 67–78. https://doi.org/10.1002/pmh.1248

Kim, Y.-R., Tyrer, P. & Hwang, S. (2021). Personality Assessment Questionnaire for ICD-11 personality trait domains: Development and testing. *Personality and Mental Health*, (15), 58–71. https://doi.org/10.1002/pmh.1493

Kim, Y.-R., Tyrer, P., Lee, H.-S., Kim, S.-G., Connan, F., Kinnaird, E., Olajide, K. & Crawford, M. (2016). Schedule for personality assessment from notes and documents (SPAN-DOC): Preliminary validation, links to the ICD-11 classification of personality disorder, and use in eating disorders. *Personality and Mental Health, 10*(2), 106–117. https://doi.org/10.1002/pmh.1335

Kim, Y.-R., Tyrer, P., Lee, H.-S., Kim, S.-G., Hwang, S.-T., Lee, G.I.Y. & Mulder, R.T. (2015). Preliminary field trial of a putative research algorithm for diagnosing ICD-11 personality disorders in psychiatric patients: 2. Proposed trait domains. *Personality and Mental Health, 9*(4), 298–307.

Kongerslev, M.T., Chanen, A.M. & Simonsen, E. (2015). Personality disorder in childhood and adolescence comes of age: A review of the current evidence and prospects for future research. *Scandinavian Journal of Child and Adolescent Psychiatry and Psychology, 3*(1), 31–48. https://doi.org/10.21307/sjcapp-2015-004

Lavender, J.M., Wonderlich, S.A., Crosby, R.D., Engel, S.G., Mitchell, J.E., Crow, S.J., Peterson, C.B. & Le Grange, D. (2013). Personality-based subtypes of anorexia nervosa: Examining validity and utility using baseline clinical variables and eco- logical momentary assessment. *Behaviour Research and Therapy, 51*(8), 512–517. https://doi.org/10.1016/j.brat.2013.05.007

Ledden, S., Rains, L.S., Schlief, M., Barnett, P., Ching, B.C.F., Hallam, B., Günak, M.M., Steare, T., Parker, J., Labovitch, S., Oram, S., Pilling, S., Johnson, S., Papamichail, A., Mason, A., Thayaparan, A., Wang, B., Locke, C.D., Harju-Seppänen, J., ... Haime, Z. (2022). Current state of the evidence on community treatments for people with complex emotional needs: A scoping review. *BMC Psychiatry, 22*(1), 589. https://doi.org/10.1186/s12888-022-04171-z

Linehan, M.M. (1993). *Cognitive-behavioral treatment of borderline personality disorder.* Guilford Press.

Linehan, M.M. & Dexter-Mazza, E.T. (2008). Dialectical behavior therapy for borderline personality disorder. In D.h. Barlow (Ed.), *Clinical handbook of Psychological disorders: A step-by-step treatment manual* (4th ed., pp. 365–420). Guilford Press. https://doi.org/10.1146/annurev.clinpsy.2.022305.095229

Livesley, W.J. & Larstone, R. (2018). *Handbook of personality disorders: Theory, research, and treatment* (2nd ed.). Guilford Press.

Lotfi, M., Bach, B., Amini, M. & Simonsen, E. (2018). Structure of DSM-5 and ICD-11 personality domains in Iranian community sample. *Personality and Mental Health, 12*(2), 155–169. https://doi.org/10.1002/pmh.1409

Lugo, V., de Oliveira, S.E.S., Hessel, C.R., Monteiro, R.T., Pasche, N.L., Pavan, G., Motta, L.S., Pacheco, M.A. & Spanemberg, L. (2019). Evaluation of DSM-5 and ICD-11 personality traits using the Personality Inventory for DSM-5 (PID-5) in a Brazilian sample of psychiatric inpatients. *Personality and Mental Health, 13*(1), 24–39. https://doi.org/10.1002/pmh.1436

Lynch, T.R., Hempel, R.J., & Dunkley, C. (2015). Radically Open-dialectical behavior therapy for disorders of over-control: Signaling matters. *American Journal of Psychotherapy, 69*(2), 141–162. https://doi.org/10.1176/appi.psychotherapy.2015.69.2.141

Matthies, S. & Philipsen, A. (2016). Comorbidity of Personality Disorders and Adult Attention Deficit Hyperactivity Disorder (ADHD)—Review of Recent Findings. *Current Psychiatry Reports, 18*(4), 33. https://doi.org/10.1007/s11920-016-0675-4

McAdams, D.P. (2020). Psychopathology and the self: Human actors, agents, and authors. *Journal of Personality, 88*(1), 146–155. https://doi.org/10.1111/jopy.12496

McMain, S.F., Chapman, A.L., Kuo, J.R., Dixon-Gordon, K.L., Guimond, T.H., Labrish, C., Isaranuwatchai, W. & Streiner, D.L. (2022). The effectiveness of 6 versus 12 months of dialectical behavior therapy for borderline personality disorder: A noninferiority randomized clinical trial. *Psychotherapy and Psychosomatics, 91*(6), 382–397. https://doi.org/10.1159/000525102

Mikkelsen, L.B., Felding, S.U. & Bach, B. (2022). Forskelle og ligheder ved kompleks PTSD og personlighedsforstyrrelse. *Ugeskr Læger, 184.* https://ugeskriftet.dk/videnskab/forskelle-og-ligheder-ved-kompleks-ptsd-og-personlighedsforstyrrelse

Morey, L.C. (2017). Development and initial evaluation of a self-report form of the DSM-5 Level of Personality Functioning Scale. *Psychological Assessment, 29*(10), 1302–1308. https://doi.org/10.1037/pas0000450

Morey, L.C. & Hopwood, C.J. (2019). Expert preferences for categorical, dimensional, and mixed/hybrid approaches to personality disorder diagnosis. *Journal of Personality Disorders.* https://doi.org/10.1521/pedi_2019_33_398

Mulder, R.T., Horwood, J., Tyrer, P., Carter, J., & Joyce, P.R. (2016). Validating the proposed ICD-11 domains. *Personality and mental health, 10*(2), 84–95. https://doi.org/10.1002/pmh.1336

Mulder, R.T., Newton-Howes, G., Crawford, M.J. & Tyrer, P. (2011). The central domains of personality pathology in psychiatric patients. *Journal of Personality Disorders, 25*(3), 364–377. https://doi.org/10.1521/pedi.2011.25.3.364

Mulder, R.T. & Tyrer, P. (2023). Borderline personality disorder: A spurious condition unsupported by science that should be abandoned. *Journal of the Royal Society of Medicine, 116*(12). https://doi.org/10.1177/01410768231164780

Müller, K.W., Dreier, M. & Wölfling, K. (2023). Personality traits and their role as risk modifiers in gaming disorder and internet use disorders. *Current Opinion in Psychiatry, 36*(1), 75–7. https://doi.org/10.1097/YCO.0000000000000827

Møhl, B. & Rubæk, L. (2016). Ikke-suicidal selvskade – et afhængighedssyndrom? *Psyke & Logos, 37*(2), 5–14. https://doi.org/10.7146/pl.v37i2.25748

Newton-Howes, G., Tyrer, P., Johnson, T., Mulder, R.T., Kool, S., Dekker, J. & Schoevers, R. (2014). Influence of personality on the outcome of treatment in depression: Systematic review and meta-analysis. *Journal of Personality Disorders, 28*(4), 57–593. https://doi.org/10.1521/pedi_2013_27_070

Nørgaard, N.L. & Simonsen, S. (2019). *Den ængstelige personlighed.* Hans Reitzels Forlag.

Oltmanns, J.R. & Widiger, T.A. (2018). A self-report measure for the ICD-11 dimensional trait model proposal: The Personality Inventory for ICD-11. *Psychological Assessment, 30*(2), 154–169. https://doi.org/10.1037/pas0000459

Oltmanns, J.R. & Widiger, T.A. (2020). The Five-Factor Personality Inventory for ICD-11: A facet-level assessment of the ICD-11 trait model. *Psychological Assessment, 32*(1), 60–71. https://doi.org/10.1037/pas0000763

Oltmanns, J.R. & Widiger, T.A. (2021). The self- and informant-personality inventories for ICD-11: Agreement, structure, and relations with health, social, and satisfaction variables in older adults. *Psychological Assessment, 33*(4), 300–310. https://doi.org/10.1037/pas0000982

Pedersen, L. & Simonsen, E. (2014). Incidence and prevalence rates of personality disorders in Denmark—A register study. *Nordic Journal of Psychiatry, 68*(8), 543–548. https://doi.org/10.3109/08039488.2014.884630

Peter, L.J., Schindler, S., Sander, C., Schmidt, S., Muehlan, H., McLaren, T., Tomczyk, S., Speerforck, S. & Schomerus, G. (2021). Continuum beliefs and mental illness stigma: A systematic review and meta-analysis of correlation and intervention studies. *Psychological Medicine, 51*(5), 716–726. https://doi.org/10.1017/S0033291721000854

Prevolnik Rupel, V., Jagger, B., Fialho, L.S., Chadderton, L.-M., Gintner, T., Arntz, A., Baltzersen, Å.-L., Blazdell, J., van Busschbach, J., Cencelli, M., Chanen, A., Delvaux, C., van Gorp, F., Langford, L., McKenna, B., Moran, P., Pacheco, K., Sharp, C., Wang, W., ... Crawford, M.J. (2021). Standard set of patient-reported outcomes for personality disorder. *Quality of Life Research, 30*(12), 3485–3500. https://doi.org/10.1007/s11136-021-02870-w

Pull, C.B. (2014). Personality disorders in Diagnostic and Statistical Manual of Mental Disorders-5. *Current Opinion in Psychiatry, 27*(1), 84–86. https://doi.org/10.1097/yco.0000000000000016

Reed, G.M. (2010). Toward ICD-11: Improving the clinical utility of WHO's International Classification of mental disorders. *Professional Psychology: Research and Practice, 41*(6), 457–464. https://doi.org/10.1037/a0021701

Reed, G.M. (2018). Progress in developing a classification of personality disorders for ICD-11. *World Psychiatry, 17*(2), 227–228. https://doi.org/10.1002/wps.20533

Reed, G.M., Correia, J.M., Esparza, P., Saxena, S. & Maj, M. (2011). The WPA-WHO global survey of psychiatrists' attitudes towards mental disorders classification. *World Psychiatry, 10*(2), 11–131. https://doi.org/10.1002/j.2051-5545.2011.tb00034.x

Ricoeur, P. (1992). *Oneself as another*. University of Chicago Press.

Rinaldi, C., Attanasio, M., Valenti, M., Mazza, M. & Keller, R. (2021). Autism spectrum disorder and personality disorders: Comorbidity and differential diagnosis. *World Journal of Psychiatry, 11*(12), 1366–1386. https://doi.org/10.5498/wjp.v11.i12.1366

Roche, M.J. (2018). Examining the alternative model for personality disorder in daily life: Evidence for incremental validity. *Personality Disorders: Theory, Research, andTreatment, 9*(6), 574–583. https://doi.org/10.1037/per0000295.

Sahin, Z., Vinnars, B., Gorman, B.S., Wilczek, A., Åsberg, M. & Barber, J.P. (2018). Clinical severity as a moderator of outcome in psychodynamic and dialectical behavior therapies for borderline personality disorder. *Personality Disorders: Theory, Research, and Treatment, 9*(5), 437–446. https://doi.org/10.1037/per0000276

Samuel, D.B. & Widiger, T.A. (2007). Describing Ted Bundy's Personality and Working towards DSM-V. *Independent Practitioner, 27*(1), 20–22.

Saulsman, L.M. & Page, A.C. (2004). The five-factor model and personality disorder empirical literature: A meta-analytic review. *Clinical Psychology Review, 23*(8), 1055–1085. https://doi.org/10.1016/j.cpr.2002.09.001

Scott, C. & Medeiros, M. (2020). Personality and political careers: What personality types are likely to run for office and get elected? *Personality and Individual Differences, 152*, 109600. https://doi.org/10.1016/j.paid.2019.109600

Sellbom, M., Bach, B. & Huxley, E. (2018). Related personality disorders located within an elaborated externalising psychopathology spectrum. In J.E. Lochman &. W. Matthys (Eds.), *The Wiley handbook of disruptive and impulse-control disorders* (pp. 103–124). Wiley & Sons, Ltd. https://doi.org/10.1002/9781119092254.ch7

Sellbom, M., Chiasson, P.M., Brown, T.A. & Bach, B. (2022). Examining the construct validity of the Personality Assessment Questionnaire for ICD-11 (PAQ-11) personality trait domains in a community sample. *Personality and Mental Health, 17*(3), 197–207. https://doi.org/10.1002/pmh.1573

Sellbom, M., Solomon-Krakus, S., Bach, B. & Bagby, R.M. (2020). Validation of Personality Inventory for DSM-5 (PID-5) algorithms to assess ICD-11 personality trait domains in a psychiatric sample. *Psychological Assessment, 32*(1), 40–49. https://doi.org/10.1037/pas0000746

Sharp, C. (2018). Calling for a unified redefinition of „Borderlineness": Commentary on Gunderson et al. *Journal of Personality Disorders, 32*(2), 168–174. https://doi.org/10.1521/pedi.2018.32.2.168

Sharp, C. & Oldham, J. (2023). Natur und Bewertung der Persönlichkeitspathologie und -diagnose. *American Journal of Psychotherapy, 76*(1), 3–8. https://doi.org/10.1176/appi.psychotherapy.20220016

Sharp, C. & Wall, K. (2021). DSM-5 Level of Personality Functioning: Refocusing Personality Disorder on What It Means to Be Human. *Annual Review of Clinical Psychology, 17*(1), 313–337. https://doi.org/10.1146/annurev-clinpsy-081219-105402

Simon, J. & Bach, B. (2022). Organization of Clinician-Rated Personality Disorder Types According to ICD-11 Severity of Personality Dysfunction. *Psychodynamic Psychiatry, 50*(4), 672–688. https://doi.org/10.1521/pdps.2022.50.4.672

Simon, J., Lambrecht, B. & Bach, B. (2023). Cross-walking personality disorder types to ICD-11 trait domains: An overview of current findings. *Frontiers in Psychiatry, 14*. https://doi.org/10.3389/fpsyt.2023.1175425

Simonsen, E. & Newton-Howes, G. (2018). Personality Pathology and Schizophrenia. *Schizophrenia Bulletin, 44*(6), 1180–1184. https://doi.org/10.1093/schbul/sby053

Simonsen, S., Eikenaes, I.U.-M., Bach, B., Kvarstein, E., Gondan, M., Møller, S.B. & Wilberg, T. (2021). Level of alexithymia as a measure of personality dysfunction in avoidant personality disorder. *Nordic Journal of Psychiatry, 75*(4), 266–274. https://doi.org/10.1080/08039488.2020.1841290

Simonsen, S., Heinskou, T., Sørensen, P., Folke, S. & Lau, M.E. (2017). Personality disorders: patient characteristics and level of outpatient treatment service. *Nordic Journal of Psychiatry, 71*(5), 325–331. https://doi.org/10.1080/08039488.2017.1284262

Skodol, A.E. (2014). Manifestations, Assessment, and differential diagnosis. In J.M. Oldham, A.E. Skodol & D.S. Bender (Eds.), *The American psychiatric publishing textbook of personality disorders* (2nd ed., pp. 131–164). American Psychiatric Publishing, Inc.

Skodol, A.E., Morey, L.C., Bender, D.S. & Oldham, J.M. (2013). When is it time to move on? Rejoinder for „The ironic fate of the personality disorders in DSM-5“. *Personality Disorders: Theory, Research, and Treatment, 4*(4), 354–354. https://doi.org/10.1037/per0000054

Sletved, K.s.o., Villemoes, N.H.F., Coello, K., Stanislaus, S., Kjærstad, H.L., Faurholt-Jepsen, M., Miskowiak, K., Bukh, J.D., Vinberg, M. & Kessing, L.V. (2023). Personality disorders in patients with newly diagnosed bipolar disorder, their unaffected first-degree relatives and healthy control individuals. *Journal of Affective Disorders, 327*, 183–189. https://doi.org/10.1016/j.jad.2023.02.005

Smith, D.J., Muir, W.J. & Blackwood, D.h.R. (2004). Is borderline personality disorder part of the bipolar spectrum? *Harvard Review of Psychiatry, 12*(3), 133–139. https://doi.org/10.1080/10673220490472346

Smith, T.E. & Samuel, D.B. (2017). A multi-method examination of the links between ADHD and personality disorder. *Journal of Personality Disorders, 31*(1), 26–48. https://doi.org/10.1521/pedi_2016_30_236

Soeteman, D.i., Verheul, R. & Bussehbaeh, J.J.V. (2008). The burden of disease in personality disorders: Diagnosis-specific quality of life. *Journal of Personality Disorders, 22*(3), 259–268. https://doi.org/10.1521/pedi.2008.22.3.259

Sorrel, M.A., Aluja, A., García, L.F. & Gutiérrez, F. (2022). Psychometric properties of the Five-Factor Personality Inventory for ICD-11 (FFiCD) in Spanish community samples. *Psychological Assessment, 34*(3), 281–293. https://doi.org/10.1037/pas0001084

Storebø, O.J. & Simonsen, E. (2014). Is ADHD an early stage in the development of borderline personality disorder? *Nordic Journal of Psychiatry, 68*(5), 289–295. https://doi.org/10.3109/08039488.2013.841992

Sullivan, H.S. (1968). *The interpersonal theory of psychiatry*. W.W. Norton & Company.

Sundhedsstyrelsen (2015). *Nationale klinische Leitlinie für die Behandlung der emotional gestörten Persönlichkeitsstörung, Borderline-Typ*.

Swales, M.A. (2022). Personality disorder diagnoses in ICD-11: Transforming conceptualisations and practice. *Clinical Psychology in Europe, 4*, 1–18. https://doi.org/10.32872/cpe.9635

Tiger, A., Ohlis, A., Bjureberg, J., Lundström, S., Lichtenstein, P., Larsson, H., Hellner, C., Kuja-Halkola, R. & Jayaram-Lindström, N. (2022). Childhood symptoms of attention-deficit/

hyperactivity disorder and borderline personality disorder. *Acta Psychiatrica Scandinavica, 146*(4), 370–380. https://doi.org/10.1111/acps.13476

Tyrer, P. (2002). Nidotherapy: A new approach to the treatment of personality disorder. *Acta Psychiatrica Scandinavica, 105*(6), 469–471. https://doi.org/10.1034/j.1600-0447.2002.01362.x

Tyrer, P. (2005). The problem of severity in the classification of personality disorder. *Journal of Personality Disorders, 19*(3), 309–314. https://doi.org/10.1521/pedi.2005.19.3.309

Tyrer, P. & Alexander, J. (1979). Classification of personality disorder. *British Journal of Psychiatry, 135*(2), 163–167. https://doi.org/10.1192/bjp.135.2.163

Tyrer, P., Crawford, M. & Mulder, R.T. (2011). Reclassifying personality disorders. *The Lancet, 377*(9780), 1814–1815. https://doi.org/10.1016/S0140-6736(10)61926-5

Tyrer, P., Crawford, M., Mulder, R.T., Blashfield, R.K., Farnam, A., Fossati, A., Kim, Y.-R., Koldobsky, N., Lecic-Tosevski, D., Ndetei, D., Swales, M., Clark, L.A. & Reed, G.M. (2011). The rationale for the reclassification of personality disorder in the 11th revision of the International Classification of Diseases (ICD-11). *Personality and Mental Health, 5*(4), 246–259. https://doi.org/10.1002/pmh.190

Tyrer, P., Crawford, M., Sanatinia, R., Tyrer, H., Cooper, S., Muller-Pollard, C., Christodoulou, P., Zauter-Tutt, M., Miloseska-Reid, K., Loebenberg, G., Guo, B., Yang, M., Wang, D. & Weich, S. (2014). Preliminary studies of the ICD-11 classification of personality disorder in practice. *Personality and Mental Health, 8*(4), 254–263. https://doi.org/10.1002/pmh.1275

Tyrer, P. & Johnson, T. (1996). Establishing the severity of personality disorder. *American Journal of Psychiatry, 153*(12), 1593–1597. https://doi.org/10.1176/ajp.153.12.1593

Tyrer, P., Mulder, R.T., Kim, Y.-R. & Crawford, M.J. (2019). The development of the ICD-11 classification of personality disorders: An amalgam of science, pragmatism, and politics. *Annual Review of Clinical Psychology, 15*(1), 481–502. https://doi.org/10.1146/annurev-clinpsy-050718-095736

Tyrer, P., Mulder, R.T., Newton-Howes, G. & Duggan, C. (2022). Galenic syndromes: combinations of mental state and personality disorders too closely entwined to be separated. *The British Journal of Psychiatry, 220*(6), 309–310. https://doi.org/10.1192/bjp.2021.220

Tyrer, P., Reed, G.M. & Crawford, M.J. (2015). Classification, assessment, prevalence, and effect of personality disorder. *The Lancet, 385*(9969), 717–726. https://doi.org/10.1016/S0140-6736(14)61995-4

Vegni, N., D'Ardia, C. & Torregiani, G. (2021). Empathy, mentalization, and theory of mind in borderline personality disorder: Possible overlap with autism spectrum disorders. *Frontiers in Psychology, 12*. https://doi.org/10.3389/fpsyg.2021.626353

Verheul, R. (2001). Co-morbidity of personality disorders in individuals with substance use disorders. *European Psychiatry, 16*, 274–282. https://doi.org/10.1016/S0924-9338(01)00578-8

Volkert, J., Gablonski, T.-C. & Rabung, S. (2018). Prevalence of personality disorders in the general adult population in western countries: Systematic review and meta-analysis. *The British Journal of Psychiatry, 213*(6), 709–715. https://doi.org/10.1192/bjp.2018.202

Weekers, L.C., Hutsebaut, J. & Kamphuis, J.H. (2019). The Level of Personality Functioning Scale-Brief Form 2.0: Update of a brief instrument for assessing level of personality functioning. *Personality and Mental Health, 13*(1), 3–14. https://doi.org/10.1002/pmh.1434

Weiss, R.D. & Mirin, S.M. (1986). Subtypes of cocaine abusers. *The Psychiatric Clinics of North America, 9*(3), 491–501. http://www.ncbi.nlm.nih.gov/pubmed/3774602 https://doi.org/10.1016/S0193-953X(18)30608-7

World Health Organization (WHO). (1994). *International statistical classification of diseases and related health problems* (10th ed.).

World Health Organization (WHO). (2016). *International statistical classification of diseases and related health problems* (10th ed.). https://icd.who.int/browse10/2016/en

World Health Organization (WHO). (2019/2021). *International statistical classification of diseases and related health problems* (11th ed.). https://icd.who.int/browse11)

World Health Organization (WHO). (2023). *ICD-11 Clinical descriptions and diagnostic requirements for mental and behavioural disorders*. https://icd.who.int/browse11/l-m/de

Widiger, T.A. & Oltmanns, J.R. (2017). Neuroticism is a fundamental domain of personality with enormous public health implications. *World Psychiatry, 16*(2), 144–145. https://doi.org/10.1002/wps.20411

Widiger, T.A. & Simonsen, E. (2005). Alternative dimensional models of personality disorder: Finding a common ground. *Journal of Personality Disorders, 19*(2), 110–130. https://doi.org/10.1521/pedi.19.2.110.62628

Widiger, T.A. & Trull, T.J. (1992). Personality and psychopathology: An application of the five-factor Model. *Journal of Personality, 60*(2), 363–393. https://doi.org/10.1111/j.1467-6494.1992.tb00977.x

Widiger, T.A. & Trull, T.J. (2007). Plate tectonics in the classification of personality disorder: Shifting to a dimensional model. *American Psychologist, 62*(2), 71–83. https://doi.org/10.1037/0003-066X.62.2.71

Wright, A.G.C., Hopwood, C.J., Skodol, A.E. & Morey, L.C. (2016). Longitudinal validation of general and specific structural features of personality pathology. *Journal of Abnormal Psychology, 125*(8), 1120–1134. https://doi.org/10.1037/abn0000165

Yang, M., Coid, J. & Tyrer, P. (2010). Personality pathology recorded by severity: national survey. *British Journal of Psychiatry, 197*(3), 193–199. https://doi.org/10.1192/bjp.bp.110.078956

Young, J.E., Klosko, J.S. & Weishaar, M.E. (2003). *Schema therapy: A practitioner's guide*. Guilford Press.

Zandersen, M. & Parnas, J. (2018). Identity disturbance, feelings of emptiness, and the boundaries of the schizophrenia spectrum. *Schizophrenia Bulletin, 45*(1), 106–113. https://doi.org/10.1093/schbul/sbx183

Zandersen, M. & Parnas, J. (2019). Borderline personality disorder or a disorder within the schizophrenia spectrum? A psychopathological study. *World Psychiatry, 18*(1), 109–110. https://doi.org/10.1002/wps.20598

Zimmermann, J., Falk, C.F., Wendt, L., Spitzer, C., Fischer, H.F., Bach, B., Sellbom, M., Müller, S., Fischer, F., Bach, B., Sellbom, M. & Müller, S. (2023). Validating the German version of the Personality Disorder Severity-ICD-11 Scale using nominal response models. *Psychological Assessment 35*(3), 257–268. https://doi.org/10.1037/pas0001199

Zimmermann, J., Müller, S., Bach, B., Hutsebaut, J., Hummelen, B. & Fischer, F. (2020). A Common metric for self-reported severity of personality disorder. *Psychopathology, 53*(3–4), 168–178. https://doi.org/10.1159/000507377

# Literatur zur deutschen Übersetzung


Arbeitskreis OPD. (Hrsg.) (2024). *OPD-3 – Operationalisierte Psychodynamische Diagnostik. Das Manual für Diagnostik und Therapieplanung* (2. Aufl.). Hogrefe.

Bach, B., Brown, T. & Sellbom, M. (2020). *PDS-ICD-11.* https://app-rsjdxp-cms-prod-001.azurewebsites.net/media/pwffdwr0/pds-icd-11-german.pdf

BfArM. (o. D.-a). *ICD-11 Internationale statistische Klassifikation der Krankheiten und verwandter Gesundheitsprobleme, 11. Revision.* https://www.bfarm.de/DE/Kodiersysteme/Klassifikationen/ICD/ICD-11/_node.html

BfArM – ICD-11 in Deutsch – Entwurfsfassung. (o. D.). *BFARMWEB.* https://www.bfarm.de/DE/Kodiersysteme/Klassifikationen/ICD/ICD-11/uebersetzung/_node.html

Bundesministerium für Soziales, Gesundheit, Pflege und Konsumentenschutz (BMSGPK). (2020). *Diagnostik-Leitlinie für Psychotherapeutinnen und Psychotherapeuten.* https://www.sozialministerium.at/dam/jcr:7d05660c-b825-4764-90ac-18d0b20d012d/Diagnostik-Leitlinie,_28.04.2020,_barrierefr

Damovsky, F., Zettl, M., Zimmermann, J., Herbold, W., Curtius, T., Bücker, S., Taubner, S. & Volkert, J. (2022). Das Persönlichkeitsinventar für ICD-11 (PiCD): Reliabilität und Validität der deutschen Version in einer klinischen und nicht-klinischen Stichprobe. *PPmP – Psychotherapie · Psychosomatik · Medizinische Psychologie, 73*(02), 62–69. https://doi.org/10.1055/a-1826-1888

Deutsche Gesellschaft für Psychiatrie und Psychotherapie, Psychosomatik und Nervenheilkunde e. V. (DGPPN). (o. D.). *Zur Identität der Psychiatrie – Positionspapier einer Task-Force der DGPPN.* https://www.dgppn.de/_Resources/Persistent/69402dc31a70bb4bde680a0a45d7ab74762ad3e8/20200616_PoPa_Identita%CC%88t%20fin.pdf

Deutsche Gesellschaft für Psychiatrie, Psychotherapie und Nervenheilkunde (DGPPN) (Hrsg.). (2009). *S2-Behandlungsleitlinie Persönlichkeitsstörungen.* Steinkopff.

Deutsche Gesellschaft für Psychiatrie und Psychotherapie, Psychosomatik und Nervenheilkunde (DGPPN). (2022). *S3-Leitlinie Borderline-Persönlichkeitsstörung* (Version 2.0, Stand 14.11.2022). https://register.awmf.org/de/leitlinien/detail/038-015

Hörz-Sagstetter, S., Mokros, A. & Zimmermann, J. (im Druck). *Strukturiertes Klinisches Interview für das DSM-5 – Alternatives Modell für Persönlichkeitsstörungen* (SCID-5-AMPD). Hogrefe.

Jacobi, F. & Kessler-Scheil, S. (2013). Epidemiologie psychischer Störungen. *Psychotherapeut, 58*(2), 191–206. https://doi.org/10.1007/s00278-013-0962-z

Juul, S., Jakobsen, J. C., Hestbaek, E., Jørgensen, C. K., Olsen, M. H., Rishede, M., Frandsen, F. W., Bo, S., Lunn, S., Poulsen, S., Sørensen, P., Bateman, A. & Simonsen, S. (2023). Short-term versus long-term mentalization-based therapy for borderline personality disorder: A randomized clinical trial (MBT-RCT). *Psychotherapy and Psychosomatics, 92*(5), 329–339. https://doi.org/10.1159/000534289

Neurologen und Psychiater im Netz. (o.D.). *Was sind Persönlichkeitsstörungen?* https://www.neurologen-und-psychiater-im-netz.org/psychiatrie-psychosomatik-psychotherapie/stoerungen-erkrankungen/persoenlichkeitsstoerungen/

Olajide, K., Munjiza, J., Moran, P., O'Connell, L., Newton-Howes, G., Bassett, P., Akintomide, G., Ng, N., Tyrer, P., Mulder, R. & Crawford, M.J. (2018). Development and psychometric properties of the Standardized Assessment of Severity of Personality Disorder (SASPD). *Journal of Personality Disorders, 32*(1), 44–56. https://doi.org/10.1521/pedi_2017_31_285

Philips, B., Leichsenring, F., Jordet, H. & Karterud, S. (2024). Flaws in the design of a randomized controlled trial comparing short-term versus long-term mentalization-based therapy for borderline personality disorder. *Psychotherapy and Psychosomatics*, 1–2. https://doi.org/10.1159/000540309

Pro Mente Sana (Hrsg.). (2013). Persönlichkeitsstörungen [Gesamtheft]. *Pro Mente Sana aktuell, 12*(4). https://promentesana.ch/assets/publications/PMS-aktuell/13_4_pms_aktuell.pdf

Rek, K., Kerber, A., Kemper, C.J., & Zimmermann, J. (2021). *Getting the Personality Inventory for DSM-5 ready for clinical practice: Norm values and correlates in a representative sample from the German population.* https://osf.io/preprints/psyarxiv/5hm43 https://doi.org/10.31234/osf.io/5hm43

Rek, K., Thielmann, I., Henkel, M., Crawford, M., Piccirilli, L., Graff, A., Mestel, R. & Zimmermann, J. (2020). A psychometric evaluation of the Standardized Assessment of Severity of Personality Disorder (SASPD) in nonclinical and clinical German samples. *Psychological Assessment, 32*(10), 984–990. https://doi.org/10.1037/pas0000926

Schweizerische Gesellschaft für Psychiatrie und Psychotherapie (SGPP). (2018). *SGPP Behandlungsempfehlungen Borderline-Persönlichkeitsstörung.* https://www.psychiatrie.ch/fileadmin/SGPP/user_upload/Fachleute/Euler_et_al_SGPP_Behandlungsempfehlungen_Borderline_-_Maerz_2018_def.pdf

Spitzer, C., Müller, S., Kerber, A., Hutsebaut, J., Brähler, E. & Zimmermann, J. (2021). Die deutsche Version der Level of Personality Functioning Scale-Brief Form 2.0 (LPFS-BF): Faktorenstruktur, konvergente Validität und Normwerte in der Allgemeinbevölkerung. *PPmP – Psychotherapie – Psychosomatik- Medizinische Psychologie, 71*(07), 284–293. https://doi.org/10.1055/a-1343-2396

Volkert, J., Gablonski, T. & Rabung, S. (2018). Prevalence of personality disorders in the general adult population in Western countries: Systematic review and meta-analysis. *The British Journal of Psychiatry, 213*(6), 709–715. https://doi.org/10.1192/bjp.2018.202

Volkert, J. & Weiland, A. (2024). Veränderungen in der Diagnostik von Persönlichkeitsstörungen in der ICD-11. *Psychotherapie, 69*(3), 172–178. https://doi.org/10.1007/s00278-024-00713-w

Weekers, L.C., Hutsebaut, J. & Kamphuis, J.H. (2018). The Level of Personality Functioning Scale-Brief Form 2.0: Update of a brief instrument for assessing level of personality functioning. *Personality and Mental Health, 13*(1), 3–14. https://doi.org/10.1002/pmh.1434

Wiegand, H.F. (2019). Häufiger als sogenannte Volkskrankheiten. *InFo Neurologie + Psychiatrie, 21*(5), 16. https://doi.org/10.1007/s15005-019-0062-x

Zettl, M., Taubner, S., Hutsebaut, J. & Volkert, J. (2019). Psychometrische Evaluation der deutschen Version des Semistrukturierten Interviews zur Erfassung der DSM-5 Persönlichkeitsfunktionen (STiP-5.1). *PPmP – Psychotherapie · Psychosomatik · Medizinische Psychologie, 69*(12), 499–504. https://doi.org/10.1055/a-1010-6887

Zimmerman, M. (2023, 9. September). *Persönlichkeitsstörungen im Überblick.* MSD Manual Profi-Ausgabe. https://www.msdmanuals.com/de/profi/psychiatrische-erkrankungen/pers%C3%B6nlichkeitsst%C3%B6rungen/pers%C3%B6nlichkeitsst%C3%B6rungen-im-%C3%BCberblick

Zimmermann, J., Falk, C. F., Wendt, L., Spitzer, C., Fischer, F., Bach, B., Sellbom, M. & Müller, S. (2023). Validating the German version of the Personality Disorder Severity-ICD-11 Scale using nominal response models. *Psychological Assessment, 35*(3), 257–268. https://doi.org/10.1037/pas0001199

# Sachwortverzeichnis

## B



## C



## D

## E

## I



## K

## L



## M



## N



## O



## P

## T



## U